基础急救
知识与技能

Basic Knowledge and Skills of First Aid

叶珈琳 廖瑾莉 郑梓煜 ◎ 主编

突发**血压异常**增高怎么办？
如何识别**心搏骤停**？
烧烫伤后如何自我急救？
发生**鱼刺卡喉**该怎么办？
被**猫狗咬伤**该怎么办？
不慎**触电**该如何脱险？
被**蜂蜇伤**该怎么办？
发生**中暑**该如何救治？
....

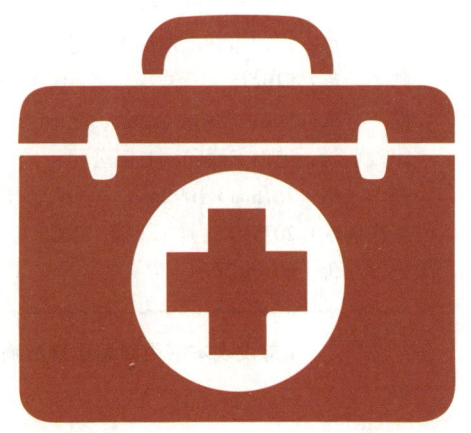

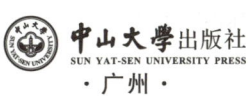
中山大学出版社
SUN YAT-SEN UNIVERSITY PRESS
· 广州 ·

版权所有　翻印必究

图书在版编目（CIP）数据

基础急救知识与技能/叶珈琳，廖瑾莉，郑梓煜主编． -- 广州：中山大学出版社，2025.5. -- ISBN 978-7-306-08408-8

Ⅰ.R459.7

中国国家版本馆 CIP 数据核字第 2025221EQ9 号

JICHU JIJIU ZHISHI YU JINENG

出 版 人：	王天琪

策划编辑：鲁佳慧
责任编辑：黎海燕
封面设计：周美玲
责任校对：舒　思
责任技编：靳晓虹
出版发行：中山大学出版社
电　　话：编辑部 020 - 84113349，84110776，84111997，84110779，84110283
　　　　　发行部 020 - 84111998，84111981，84111160
地　　址：广州市新港西路 135 号
邮　　编：510275　传　　真：020 - 84036565
网　　址：http://www.zsup.com.cn　E-mail：zdcbs@mail.sysu.edu.cn
印 刷 者：佛山家联印刷有限公司
规　　格：787mm×1092mm　1/16　8.5 印张　163 千字
版次印次：2025 年 5 月第 1 版　2025 年 5 月第 1 次印刷
定　　价：60.00 元

如发现本书因印装质量影响阅读，请与出版社发行部联系调换

《基础急救知识与技能》编委会

主　编　叶珈琳　中山大学附属第一医院
　　　　　廖瑾莉　中山大学附属第一医院
　　　　　郑梓煜　中山大学附属第一医院

副主编　李　慧　深圳职业技术大学
　　　　　刘强强　中山大学附属第一医院

编　者　（以姓氏笔画为序）
　　　　　卢　鹏　中山大学附属第一医院
　　　　　张春花　中山大学附属第一医院
　　　　　陈晓丽　中山大学附属第一（南沙）医院
　　　　　罗洁瑜　中山大学附属第一医院
　　　　　金求青　中山大学附属第一（南沙）医院
　　　　　周　旭　中山大学附属第一（南沙）医院
　　　　　黄海艳　中山大学附属第一医院
　　　　　曹享燕　中山大学附属第一（南沙）医院
　　　　　游华丽　中山大学附属第一（南沙）医院

前　　言

急救知识与技能是每个人都应该具备的基本能力。在突发的疾病和意外伤害面前，往往是第一时间的应对措施决定了生死。无论是在家庭、工作场所，还是在日常生活中，拥有急救知识与技能，都能为自己、为他人的生命安全提供保障。因此，急救不仅是专业医生和护士的责任，普通人也应当具备急救常识，以应对突发事件。

本书旨在为非医护人员提供一套系统且实用的急救指南。书中内容涵盖了从急救基础知识、常见疾病的急救，到常见意外伤害的急救、外伤急救，甚至户外急救等多个方面，帮助读者在紧急情况下快速做出正确的反应与处理，最大程度地为伤者或患者争取时间，挽救生命。

急救的真正意义不仅是缓解眼前的痛苦，更重要的是为挽救生命争取宝贵的时间，帮助伤者或患者得到及时救治。我们希望本书能激发每一位读者的急救意识，帮助读者培养急救能力，在紧急情况下能够不慌乱，冷静处理问题，直至专业医生到达。

生命至上，急救先行。希望通过阅读本书，每一位读者都能够成为自己及身边人的"守护者"，在危急时刻挺身而出，传递希望，拯救生命。

叶珈琳

2025 年 2 月 17 日

目 录

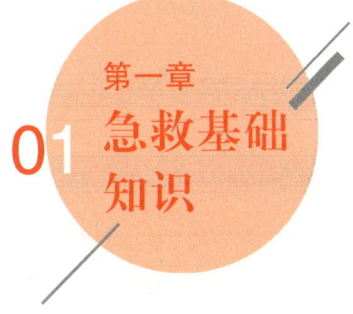

第一章
01 急救基础
知识

急救的基本原则　　／1

如何正确拨打"120"急救电话　／2

如何准备家庭急救包　／3

第二章 常见疾病的急救

胸痛	/5	咯血	/34
脑卒中	/10	癫痫发作	/37
呼吸困难	/16	支气管哮喘	/40
过敏	/18	高热	/43
昏迷	/22	高血压	/45
鼻出血	/25	晕厥	/48
心搏骤停	/28	呕血	/50
呕吐	/32		

第三章 常见意外伤害的急救

一氧化碳中毒	/53	气道异物阻塞	/66
食物中毒	/55	鱼刺卡喉	/69
急性酒精中毒	/59	烧烫伤	/71
异物入眼	/62	猫抓/咬伤	/73
异物入鼻	/64	犬抓/咬伤	/75
异物入耳	/65	电击伤	/77

目 录

04 第四章 外伤急救

出血　　/ 80

骨折　　/ 83

踝关节扭伤　　/ 85

断指（肢）　　/ 88

牙齿脱落　　/ 91

利器扎入身体　　/ 93

关节脱位　　/ 95

肌肉拉伤　　/ 96

切割伤　　/ 98

擦伤　　/ 100

眼外伤　　/ 101

05 第五章 户外急救

蜂蜇伤　　/ 103

红火蚁蜇伤　　/ 105

蜈蚣蜇伤　　/ 107

蜘蛛咬伤　　/ 109

水母蜇伤　　/ 112

蛇咬伤　　/ 114

溺水　　/ 117

中暑　　/ 118

冻伤　　/ 122

日晒伤　　/ 124

第一章 急救基础知识

急救的基本原则

急救是指在意外事故或突发的健康事件下，采取迅速而有效的措施来挽救生命或减少伤害，包括心肺复苏、止血和包扎等。急救措施通常需要快速、准确和有效地进行，以最大程度地减少伤害，保护伤者或患者的生命安全。因此，熟悉急救基础知识和掌握相应的急救技能非常重要。

在进行紧急医疗救护时，应遵循以下基本原则：

（1）明确自己在现场中力所能及、具备实施条件的急救措施，在保证自身安全的前提下对伤者进行救助。

（2）保持镇定，冷静思考，对现场环境进行评估，包括评估引起患者受伤的因素、受伤人数以及周围环境有无威胁生命的因素存在。

（3）及时拨打"120""110"等急救电话寻求专业的救助。当情况紧急，自己需要对伤者进行施救时，可指定人员拨打求救电话。

（4）迅速判断伤者或患者的情况，分清轻重缓急，以"先救命后救伤"的原则实施救护。

（5）利用事发现场所能支配的人力及物力，在专业人员到来前进行初步的救护。

（6）尽可能稳定伤者或患者的情绪，对其进行心理安抚，减轻其痛苦。

（7）任何急救过程都要预防交叉感染，即在避免自身感染的同时，防止伤者或患者遭受二次感染。

（叶珈琳）

如何正确拨打"120"急救电话

"喂,'120'吗?我在街道上发现一名中年男子倒在路上了,麻烦您快点派人来接!"

"您好,请问您的具体位置在哪里?"

"在和平大街,快点派救护车来呀!"

"您好,您能说清楚在和平大街几号吗?您的旁边有没有什么标志性建筑物?"

"喔喔,我看看……在和平大街168号,旁边就是××大厦。"

经过一番沟通,"120"急救医疗指挥中心才得知伤者的具体位置。那么在日常生活中,我们应该如何正确拨打"120"急救电话呢?

(1)拨打"120"急救电话时,切勿惊慌,应保持冷静,呼救者讲话应清晰、简练、易懂。

(2)拨打"120"急救电话后应首先确定对方是否为急救医疗指挥中心,防止因紧张过度而误拨其他电话。

(3)电话接通后,呼救者必须说清楚患者的症状或伤情,便于准确派车。

(4)向"120"急救医疗指挥中心说明具体的、正确的地址,以便急救医疗指挥中心及时调派救护车,尽快找到患者。等车地点应该选择路口、公交车站、大的建筑物等有明显标志处。

(5)等救护车时不要把患者提前搀扶或者抬出来,以免加重病情或影响对患者的救治。应尽量提前接救护车,见到救护车时主动挥手接应。

参考文献

[1] 李静梅. 家庭急救知识图解手册[M]. 天津:天津科技翻译出版有限公司,2021:12.

[2] 医路向前巍子. 医路向前巍子给中国人的救护指南[M]. 北京:北京联合出版公司,2021:339-342.

(叶珈琳)

如何准备家庭急救包

在家庭生活中,紧急情况可能会随时发生。对一个家庭来说,准备急救包很重要,因为我们不知道何时需要它们。在紧急情况下如果没有急救包,我们什么也做不了。因此,每个家庭都必须备有储备充足的急救包,以备不时之需。我们应该预备什么样的急救包以应对突发情况呢?

一、急救包应包含哪些物品

急救包的配置因其特殊用途而异。例如,一个城市家庭的急救包与一个山区家庭的急救包所包含的物品会有所不同。但是,一个基本的急救包应该包含:

(1)三角绷带:一大块三角形的纱布,骨折时能绑住头和背等地方,也可将骨折或受伤的手固定在脖子上。

(2)医用弹性绷带:常用的医用绷带,用于包扎伤口。

(3)医用脱脂纱布:常用的医用纱布,用于压迫止血、覆盖伤口。

(4)医用检查手套:在进行紧急救护时,医用检查手套可以有效避免直接接触患者的血液、体液或伤口,减少感染风险。应选择一次性乳胶手套或丁腈手套,确保其具有良好的耐撕裂性和舒适性,并在使用后及时更换和丢弃。

(5)医用外科口罩:医用外科口罩可有效阻挡飞沫和空气中的微生物,减少交叉感染风险,在高传染环境中尤为重要,如处理开放性伤口、呼吸道疾病时。应选择符合医用标准的三层防护口罩,并正确佩戴以确保密封性。

(6)碘伏棉棒:一根根独立包装的碘伏消毒棒,上头是棉棒,中间是空心管,管里装有碘伏,用于小伤口的清洁消毒,可避免交叉感染。

(7)4支无菌生理盐水(每支至少10毫升):主要用于清洗伤口,冲洗眼部、皮肤异物或其他污染区域。小包装的无菌生理盐水便于携带和单次使用,每次使用后即弃,可有效避免交叉污染。

(8)创可贴:适用于覆盖和保护小面积表浅伤口,如小面积擦伤或针眼出血点,可防止感染并加速愈合。

(9)医用胶带:普通医用胶带,用于包扎伤口。

（10）清洁湿巾：用于清洁皮肤。

（11）一把镊子、一把剪刀：①镊子应选用直头或弯头的不锈钢镊子。镊子可用于夹取消毒棉球清洁伤口，或用于小心地移除皮肤表面异物，如小刺等；日常也能辅助夹取细小物件。②剪刀：应选用医用直剪或弯剪。将剪刀置于急救包内，关键时刻可剪开绷带、伤者衣物以便处理伤口，还能裁剪医用纱布等材料。

（12）急救手册：急救包中的急救手册应囊括常见急症的急救方法（如适用于气道异物阻塞且意识清醒者的海姆立克急救法）、创伤的急救方法（出血包扎、骨折固定）、其他特殊状况（中毒、烧伤、中暑等）的急救方法，以及急救资源获得方式，能为非专业施救者提供现场初步急救指导。

二、如何选择急救包的容器

选择急救包的容器应注意以下几点：①外观醒目，方便使用，收纳效果好，能分类收纳各种急救物品；②材质柔软，有利于保证急救物品包装的完整性；③方便携带，有利于急救时的使用。

三、存放急救包的注意事项有哪些

（1）急救包应放置于容易取用的位置，并告知家庭成员。
（2）应定期检查急救物品的有效期，避免物品过期，耽误急救。

参考文献

[1] 李静梅. 家庭急救知识图解手册［M］. 天津：天津科技翻译出版有限公司，2021：15-19.

（叶珈琳）

第二章 常见疾病的急救

胸 痛

胸痛是临床上常见的症状，多数由胸部疾病所致，少数由其他疾病引起。胸痛的程度因个体痛阈的差异而不同，与病情轻重程度不完全一致。部分疾病导致的胸痛有生命危险，也就是致命性的胸痛，主要包括张力性气胸、急性冠状动脉综合征、主动脉夹层、肺栓塞、食管破裂等。

一、胸痛的常见原因是什么

（1）胸壁疾病：胸部软组织感染、带状疱疹、肋间神经炎、肋软骨炎、肋骨骨折、多发性骨髓瘤、急性白血病等。

（2）心血管疾病：心绞痛、心肌梗死、急性心包炎、胸主动脉夹层、动脉瘤、肺梗死等。

（3）呼吸系统疾病：胸膜炎、胸膜肿瘤、自发性气胸、血胸、支气管肺癌等。

（4）纵隔疾病：纵隔炎、纵隔气肿、纵隔肿瘤等。

（5）其他疾病：过度通气综合征、痛风、食管炎、食管癌、食管裂孔疝、膈下脓肿、脾梗死等。

二、胸痛有哪些表现

（一）发病年龄

40岁以下者胸痛多考虑结核性胸膜炎、自发性气胸、心肌炎、心肌病、风湿性心脏病，40 岁及以上者则须注意心绞痛、心肌梗死和支气管肺癌。

（二）胸痛部位

（1）胸壁疾病所致的胸痛常固定在病变部位，且局部有压痛；若为胸壁皮肤的炎症性病变，局部可有红、肿、热、痛表现。

（2）带状疱疹所致的胸痛，可见成簇的水疱沿一侧肋间神经分布伴剧痛，且疱疹不超过体表中线。

（3）肋软骨炎引起的胸痛，常在第一、第二肋软骨处见单个或多个隆起，局部有压痛，但无红肿表现。

（4）心绞痛及心肌梗死引起的胸痛多在胸骨后方和心前区或剑突下，可向左肩和左臂内侧放射，甚至达无名指与小指，也可放射于左颈或面颊部，常被误认为牙痛。

（5）夹层动脉瘤引起的胸痛多位于胸背部，可向下放射。

（6）胸膜炎引起的胸痛多在胸侧部。

（7）食管及纵隔病变引起的胸痛多在胸骨后。

（8）肝胆疾病及膈下脓肿引起的胸痛多在右下胸，侵犯膈肌中心部时疼痛放射至右肩部。

（9）肺尖部肺癌［又称肺上沟瘤（Pancoast tumor）］引起的疼痛多以肩部、腋下疼痛为主，向上肢内侧放射。

（三）胸痛的程度

胸痛可呈剧烈、轻微和隐痛。

（四）胸痛的性质

胸痛的性质可有多种。例如：带状疱疹呈刀割样或灼热样剧痛；食管炎多呈烧灼痛；肋间神经痛为阵发性灼痛或刺痛；心绞痛为绞榨样痛并有窒息感，心肌梗死则疼痛更为剧烈并伴有恐惧、濒死感；气胸在发病初期可有撕裂样疼痛；胸膜炎常呈隐痛、钝痛和刺痛；夹层动脉瘤常突然发生胸背部撕裂样剧痛；肺梗死亦可突然发生胸部剧痛，可伴呼吸困难与发绀。

（五）疼痛持续时间

平滑肌痉挛或血管狭窄缺血所致的疼痛为阵发性，炎症、肿瘤、栓塞或梗死所致的疼痛呈持续性，如心绞痛发作时间短暂（持续数分钟），而心肌梗死疼痛持续时间很长（数小时或更长）且不易缓解。

（六）影响疼痛的因素

影响疼痛的因素主要为疼痛发生的诱因、加重与缓解的因素。例如：心绞痛可在劳力或精神紧张时诱发，休息后、含服硝酸甘油或硝酸异山梨酯后数分钟内缓解；而对心肌梗死所致疼痛，含服上述药物效果较差；食管疾病多在进食时发作或加剧，服用制酸剂和促动力药物可使疼痛减轻或消失；胸膜炎及心包炎引起的胸痛可因咳嗽或用力呼吸而加剧。

三、胸痛的伴随症状有哪些

（1）伴有咳嗽、咳痰和（或）发热，见于气管、支气管和肺部疾病。
（2）伴呼吸困难，常提示病变累及范围较大，如大叶性肺炎、自发性气胸、渗出性胸膜炎和肺栓塞等。
（3）伴咯血，主要见于肺栓塞、支气管肺癌。
（4）伴苍白、大汗、血压下降或休克，多见于心肌梗死、主动脉夹层、主动脉窦瘤破裂和大面积肺栓塞。
（5）伴吞咽困难，多提示食管疾病，如反流性食管炎等。

四、如何应对胸痛

胸痛的原因复杂多样，胸部从皮肤、肌肉、骨骼到胸腔内的脏器，如胸膜、肺脏、心包、心脏等，任何部位的病变均可导致胸痛；其症状也千差万别，每位患者的主观感受差异很大，从下颌到上腹部的疼痛都可能由相关疾病导致。其中，致命性胸痛短期内如果不能被及时识别与治疗，会危及生命，其病因主要包括急性主动脉夹层、急性心肌梗死、急性肺动脉栓塞和张力性气胸。

（一）胸痛常见高危表现

首先要排除致命性的胸痛，其病因主要包括张力性气胸、急性冠状动脉综合征、主动脉夹层、肺栓塞、食管破裂。当胸痛病因不明确时，所有胸痛均按潜在的致命性胸痛对待。有以下情况时，尤其要重视，应尽快拨打"120"急救电话：

（1）骤然发生的剧烈胸痛，难以忍受，或疼痛为撕裂样。
（2）安静休息时胸痛不易缓解（时间大于30分钟）或缓解后胸痛反复

发作。

(3) 面色发绀、呼吸困难、咯血。

(4) 面色苍白、大汗、四肢湿冷。

(5) 存在心率过快或慢、血压低等生命体征不稳定情况。

(6) 烦躁不安、惊恐，甚至出现濒死感。

(7) 神志模糊和（或）意识丧失。

（二）发生胸痛该怎么办

急性胸痛不可大意，应按如下方式进行急救。

(1) 停止活动，卧床休息或就地平躺；如果胸痛程度与体位有关，可调整体位，以最大程度缓解胸痛；不要任意搬动患者。

(2) 控制情绪：激动、紧张的情绪可导致耗氧量增加，胸痛时应保持情绪稳定，避免激动。

(3) 可自己测量脉搏和血压，如果脉搏明显增快或减慢，血压明显升高或降低，立即拨打"120"急救电话。

(4) 开窗通风，保持室内空气新鲜，有条件时可以吸氧，保持呼吸道通畅。

(5) 口服药物：如果患者原来有冠心病，症状与之前相似，明确血压不低后可使用硝酸甘油舌下含服。

(6) 遇到严重胸痛时应立即就医，不可自行处理。当胸痛迅速达到高峰，持续时间较长，表现为剧烈的压榨性或撕裂性疼痛，并出现大汗、濒死感，且含服硝酸甘油等药物无法缓解时，应高度警惕急性心血管事件。特别是有高血压、冠心病、糖尿病、高血脂、吸烟、肥胖、久病卧床、妊娠、肿瘤等血栓栓塞高风险因素的患者，应立即拨打"120"急救电话，争分夺秒送医急救。等待急救时应收集患者年龄、性别、发病经过、既往病史、药物过敏情况、既往手术与外伤史、联系电话及详细地址等信息，准确地向医护人员提供，以便医护人员快速判断病情、争取宝贵的抢救时间。

（三）如何进行风险预防

(1) 控制血压、血糖、血脂等。

(2) 戒烟，健康饮食，避免暴饮暴食，控制体重，保持良好的生活方式。

(3) 生活要有规律，避免过度紧张。保持乐观、愉快的情绪，避免过度劳累和情绪激动；注意劳逸结合，保证充分的睡眠。

（4）根据医生建议摄入适当的营养以及锻炼身体。

（5）长期卧床者，宜进行适当活动，预防肺栓塞的发生。

（6）定期体检，进行危险因素筛查。

（四）常见的就诊误区

（1）"胸痛忍一下就好，不要看医生，浪费钱。"——导致胸痛的病因复杂，致命性胸痛短期内如果不能被及时识别与治疗，会危及生命，应及早到医院检查，以免贻误宝贵的救治时机，导致病情恶化或死亡。

（2）急性胸痛患者步行前往医院就诊，或背、抬患者到医院就诊。——急性胸痛患者应立即拨打"120"急救电话，并就地休息，避免过度活动增加心脏负担。

（3）胸痛时先给亲属朋友打电话。——急性胸痛特别是有前述高危情况时，应先拨打"120"急救电话，再通知亲属朋友。

（4）"很忙，太晚了，先搞定手头工作，有空再说。"——致命性胸痛的救治必须争分夺秒，如果拖延就诊时间，会丧失宝贵的救治机会。

（5）"年轻人不会有心脏病。"——近年来，冠心病、主动脉夹层等急性致命性胸痛的发病年龄趋于年轻化，不能有侥幸心理。

参考文献

[1] 葛均波，徐永健，王辰，等. 内科学 [M]. 9 版. 北京：人民卫生出版社，2018：229 - 245.

[2] 万学红，卢雪峰. 诊断学 [M]. 9 版. 北京：人民卫生出版社，2024：23 - 24.

[3] 于学忠，陆一鸣. 急诊医学 [M]. 2 版. 北京：人民卫生出版社，2021：25 - 28.

（廖瑾莉）

脑卒中

脑卒中是指各种原因引起的单一或多处颅内血管的急性损害，导致脑功能暂时或永久性障碍。根据临床病理特征，急性脑卒中可分为缺血性脑卒中（短暂性脑缺血发作、脑梗死）和出血性脑卒中（脑出血、蛛网膜下腔出血）。

一、为什么要重视防治脑卒中

脑卒中是目前导致人类死亡的第二位原因，它与心脏病、恶性肿瘤构成人类三大致死疾病。脑卒中是成人首要的致残疾病，当全脑的血供完全中断6秒，患者即出现意识丧失；中断10秒，自发脑电活动消失；中断5分钟，最易损的特定神经元出现不可逆性损伤，死亡的脑细胞无法替换。脑卒中造成的后果通常是永久性的，约2/3的幸存者遗留不同程度的残疾，因此要重视防治脑卒中。

二、脑卒中的常见原因是什么

动脉硬化、血管炎、先天性血管病、外伤、药物反应、血液病、血栓或其他类型的栓塞事件、血流动力学异常等，均可能引发急性或慢性的脑血管疾病。根据解剖结构和发病机制不同，可将脑血管疾病的病因归为以下几类：

1）血管壁病变。

（1）高血压性动脉硬化和动脉粥样硬化所致的血管损害（最为常见）。

（2）结核、梅毒、结缔组织疾病和钩端螺旋体病等病因所致的动脉炎。

（3）先天性血管病（如动脉瘤、血管畸形、先天性狭窄）和外伤、颅脑手术、插入导管、穿刺等原因所致的血管损害。

（4）药物、毒物、恶性肿瘤所致的血管损害。

2）心脏病和血流动力学改变，如高血压、低血压或血压的急骤波动，以及心功能障碍、风湿性或非风湿性心脏瓣膜病、心肌病及心律失常，特别是心房颤动。

3）血液成分和血液流变学改变，包括各种原因所致的血液凝固性增加和出血倾向，如脱水、红细胞增多症、高纤维蛋白原血症，应用抗凝剂、抗血小板药物，弥散性血管内凝血和各种血液系统疾病等导致的凝血机制异常。

4）其他病因，包括空气、脂肪、癌细胞和寄生虫等栓子引起的血管栓塞，脑血管受压，外伤，痉挛等。

三、如何做到早识别、早治疗、早康复

死亡的脑细胞无法替换，因此，脑卒中造成的后果通常是永久性的。救治时间非常重要，发生脑卒中后尤其要重视，及时的医疗干预可以显著提高患者的生存率和生活质量。

（一）早识别

以下症状突然出现时应考虑脑卒中的可能：
（1）一侧肢体（伴或不伴面部）无力或麻木。
（2）一侧面部麻木或口角歪斜。
（3）说话不清或理解语言困难。
（4）双眼向一侧凝视。
（5）一侧或双眼视力丧失或模糊。
（6）眩晕伴呕吐。
（7）既往少见的严重头痛、呕吐。
（8）意识障碍或抽搐。

但单纯依靠症状和体征等临床表现不能完全区别缺血性或出血性脑血管病，医生必须依靠CT等神经影像学检查才能判断缺血性或出血性脑血管病。

（二）早治疗

70%～80%的急性脑卒中是缺血性脑卒中，避免或减轻原发性脑损伤，是急性脑梗死治疗的根本目标。"时间就是大脑"，为降低致死、致残率，对有指征的患者，应力争尽早实施再灌注治疗，恢复血流。静脉溶栓是目前最主要的恢复血流措施，重组组织型纤溶酶原激活剂（recombinant tissue plasminogen activator，rtPA）和尿激酶是我国目前使用的主要溶栓药。rtPA静脉溶栓应在发病4.5小时内实施，实施越早获益越大。因此，一旦怀疑脑卒中，应尽快到医院就诊。

（三）早康复

发生脑卒中后，应制订短期和长期康复治疗计划，分阶段、因地制宜地选择治疗方法。

（1）脑卒中发病 24 小时内不应进行早期、大量的运动。病情稳定后，应尽早开始坐、站、走等活动。

（2）卧床者注意肢体的摆放，尽量减少皮肤摩擦和皮肤受压，保持良好的皮肤卫生，防止皮肤皲裂，可以使用特定的床垫、轮椅坐垫和座椅，直到恢复行走能力。

（3）应重视语言、运动和心理等多方面的康复训练。

（4）疾病发生突然，对患者心理冲击大，应常规进行脑卒中后抑郁的筛查；无禁忌证的脑卒中后抑郁患者应进行抗抑郁治疗，尽量恢复日常生活自理能力。

四、发现脑卒中后如何急救

（1）及时发现脑卒中的早期症状极其重要。患者在发病后要立即拨打"120"急救电话，争取早诊断、早治疗。

（2）患者应卧床；昏迷患者头部偏向一侧，预防发生呕吐后误吸；及时清除患者口腔中的假牙、呕吐物等异物，保持呼吸道通畅。

（3）不要给意识不清的患者服用药物，避免误吸。前面提及脑卒中分为出血性与缺血性两种，在没有确诊以前不要随意用药，避免由于用药不当加重病情（例如脑出血患者不适用阿司匹林）。

（4）患者需要运送时，切记不要抱、背和扛患者，非必要不选择用私家车送患者到医院，避免路途中病情变化而不能及时救治；应拨打"120"急救电话，由医疗机构转运患者。

五、脑卒中的危险因素有哪些

生活中有些因素可能会增加脑卒中的发生风险，这些因素称为脑卒中的危险因素。

（一）不可干预的危险因素

例如，随着年龄增长，脑血管病的发病率增高；男性脑卒中的发病率高于女性；父亲或母亲有脑卒中史者发生脑卒中的风险较高；黑种人比白种人发生脑卒中的风险高，中国人和日本人发生脑卒中的风险也较高，这些是无法干预的因素。

（二）可干预的危险因素

积极地避免及治疗下述可控的危险因素，可明显降低脑卒中的发生率。

（1）高血压。高血压是脑卒中最重要的可干预的危险因素。收缩压和舒张压的升高都与脑卒中的发病风险呈正相关。

（2）吸烟。吸烟可以影响全身血管和血液系统，如加速血管硬化等。尼古丁还可刺激交感神经，引起血管收缩、血压升高。长期被动吸烟者发生脑卒中的相对风险比不暴露于吸烟环境者高。因此，吸烟与吸"二手烟"者脑卒中风险均增高。

（3）糖尿病。糖尿病是缺血性脑卒中的独立危险因素。

（4）心房颤动。单独的心房颤动可以使脑卒中的风险增高。

（5）其他心脏相关因素。心脏瓣膜修补术后、心肌梗死、扩张型心肌病、心脏病的围术期、心导管和血管内治疗、心脏起搏器植入和射频消融等因素均可增高栓塞性脑卒中的发生率。

（6）血脂异常。血脂异常与缺血性脑卒中发生率之间存在着明显的相关性。

（7）无症状性颈动脉狭窄。无症状性颈动脉狭窄是明确的脑卒中独立危险因素。

（8）膳食和营养：每天增加蔬菜和水果的摄入量，脑卒中相对风险降低。低钠、高钾饮食可降低脑卒中风险，可能与降低血压有关。

（9）运动和锻炼：与缺乏运动的人群相比，体力活动能够降低脑卒中发生风险或死亡风险；与不锻炼的人群相比，中等运动程度能够降低脑卒中发生率。

（10）肥胖：肥胖人群易患心脑血管病。

（11）饮酒过量：过量饮酒使脑卒中风险增高。

（12）其他：代谢综合征、口服避孕药、药物滥用、睡眠呼吸障碍等。

六、如何预防脑卒中

对危险因素进行早期干预，可以有效地降低脑血管病的发病率。

（一）脑血管病的一级预防

脑血管病的一级预防指首次脑血管病发病的预防，即对有脑卒中倾向、尚无脑卒中病史的个体，通过早期改变不健康的生活方式，积极控制各种可控危险因素，达到使脑血管病不发生或推迟发生的目的。主要预防措施包括：

(1) 控制高血压。防治措施包括限制食盐摄入量、减少膳食中脂肪含量、减轻体重、适当进行体育运动、减少饮酒量及长期坚持降压药物治疗。

(2) 吸烟者应戒烟。

(3) 血脂异常患者依据其危险分层决定血脂的目标值。血脂调控首先应进行治疗性生活方式改变，改变生活方式无效者采用药物治疗。

(4) 糖尿病患者应改进生活方式，首先控制饮食，加强体育锻炼。理想的血糖控制水平为糖化血红蛋白、空腹血糖、餐后血糖及血糖波动均控制良好。

(5) 心房颤动患者，应根据患者的脑卒中危险分层、出血风险评估、患者意愿以及当地医院是否可以进行必要的抗凝监测，制订预防措施。

(6) 无症状性颈动脉狭窄患者，根据具体病情可采取药物或手术治疗。

(7) 推荐在脑卒中风险足够高的个体中使用小剂量阿司匹林进行心脑血管病的一级预防，建议在医生的指导下使用药物，不要自行用药、停药或不规律用药。

(8) 膳食和营养：每日饮食种类应多样化，使能量和营养的摄入趋于合理；采用总脂肪和饱和脂肪含量较低的均衡食谱，包括水果、蔬菜和低脂奶制品。建议钠摄入量应合理。

(9) 运动和锻炼：采用适合自己的体力活动来降低脑卒中的危险性。中老年人和高血压患者进行体力活动之前，应考虑进行心脏功能检查，全方位考虑自身的运动限度，制订个体化运动方案。

(10) 饮酒应适度，不要酗酒。

(11) 对有心肌梗死、颈动脉狭窄、高同型半胱氨酸血症、肥胖等脑血管病危险因素者，应采取相应措施进行干预和处理。

（二）脑血管病的二级预防

脑血管病的二级预防指脑血管病再次发病的预防。

(1) 调控可干预的危险因素。

(2) 抗血小板聚集治疗。

(3) 抗凝治疗：对已明确诊断心源性脑栓塞或脑梗死伴心房颤动的患

者，一般推荐使用药物抗凝治疗。

（4）干预短暂性脑缺血发作：反复短暂性脑缺血发作患者发生脑卒中的风险极大，应积极寻找并治疗病因。

七、关于脑卒中有哪些常见误区

（1）"症状不重，等一等再看医生。"——出现脑卒中症状却不重视，错过了黄金急救时间。一旦怀疑自己或家人发生脑卒中，应该果断拨打"120"急救电话，并积极配合医生的诊疗。不建议用私家车运送患者去医院，更不建议将患者背、抱、抬去医院。

（2）"自己吃点药，缓一缓就好了。"——脑卒中发作时，患者在没有医生指导的情况下自行服药，可能出现血压过低，加重脑缺血。若是出血性脑卒中，服用阿司匹林（有抗血小板聚集、防血栓的作用）反而会加重出血。给意识不清的患者口服药物，还有误吸、窒息的风险。

（3）"老年人才会患脑卒中，中青年人不用担心。"——近年来，脑血管病的发病有逐渐年轻化的趋势，抽烟、酗酒、过度劳累、肥胖、高脂高糖饮食等的人群脑卒中发生率增高。因此，脑卒中也会在年轻人中发生。

（4）"降压药平时不能多吃，会产生药物依赖的。"——有些高血压患者服药不规律，造成血压的大幅度波动，加重动脉硬化，对心脏、脑、肾脏等靶器官造成损害，最终给血管造成不可逆的损伤，更容易诱发脑卒中。高血压患者的血压控制是一个长期的过程，在医生的指导下坚持规律服药，并定期对血压进行监测，减少血压的大幅度波动，这并不是依赖药物，而是通过服用药物控制血压以减少并发症。

（5）"发生了脑卒中，应当让患者在床上完全静养，少活动。"——完全静养会严重影响患者偏瘫肢体的功能恢复，甚至可能使偏瘫肢体出现肌肉萎缩或者关节僵硬、形成下肢静脉血栓等。脑卒中偏瘫患者病情稳定后应尽早实施正确的康复治疗。

参考文献

[1] 贾建平，苏川. 神经病学［M］. 8 版. 北京：人民卫生出版社，2018：186-222.
[2] 于学忠，陆一鸣. 急诊医学［M］. 2 版. 北京：人民卫生出版社，2021：201-208.

（廖瑾莉）

呼吸困难

呼吸困难是指患者主观感到氧气不足、呼吸费力，客观上表现为呼吸运动用力，严重时可出现张口呼吸、鼻翼扇动、端坐呼吸，甚至发绀、需要辅助呼吸肌参与呼吸运动，呼吸频率、深度、节律改变。

一、呼吸困难的原因有哪些

人体的呼吸过程为：气体从口腔或鼻腔进入，经由咽喉部的会厌、声门后进入气道，气体从大气道一步一步进入小气道，最终到达肺泡，完成氧气与二氧化碳的交换。交换入血的氧气在血红蛋白的运送下，借助心脏提供的动力，到达全身器官。

所有影响呼吸过程的疾病都可能导致呼吸困难，常见的主要为呼吸系统疾病和循环系统疾病。

1）呼吸系统疾病。

（1）气道阻塞，如喉、气管、支气管的炎症、水肿，肿瘤或异物所致的狭窄或阻塞，以及支气管哮喘、慢性阻塞性肺疾病等。

（2）肺部疾病，如肺炎、肺脓肿、肺结核、肺不张、肺淤血、肺水肿、弥漫性肺间质疾病、细支气管肺泡癌等。

（3）胸壁、胸廓、胸膜腔疾病，如胸壁炎症、严重胸廓畸形、胸腔积液、气胸、广泛胸膜粘连、结核、外伤等。

（4）神经肌肉疾病，如脊髓灰质炎病变累及颈髓，急性多发性神经根神经炎和重症肌无力累及呼吸肌，药物导致呼吸肌麻痹等。

（5）膈肌运动障碍，如膈肌麻痹、大量腹腔积液、腹腔巨大肿瘤、胃扩张和妊娠末期等。

2）循环系统疾病，常见于各种原因所致的左心和（或）右心衰竭、心脏压塞、肺栓塞、原发性肺动脉高压等。

3）中毒，如糖尿病酮症酸中毒、吗啡类药物中毒、有机磷杀虫药中毒、氰化物中毒、亚硝酸盐中毒和急性一氧化碳中毒等。

4）神经精神性疾病，如脑卒中、脑外伤、脑肿瘤、脑炎、脑膜炎、脑脓肿等颅脑疾病引起的呼吸中枢功能障碍；精神因素所致的呼吸困难，如焦虑症、癔症等。

5）血液病，常见于重度贫血、高铁血红蛋白血症、硫化血红蛋白血症等。

6）变态反应、遗传性血管水肿导致的喉头水肿等。

二、呼吸困难有什么伴随症状

（1）发作性呼吸困难哮鸣音，见于支气管哮喘、心源性哮喘；突发性重度呼吸困难，见于急性喉头水肿、气管异物、大面积肺栓塞、自发性气胸等。

（2）伴发热，见于肺炎、肺脓肿、肺结核、胸膜炎、急性心包炎等。

（3）伴一侧胸痛，见于大叶性肺炎、急性渗出性胸膜炎、肺栓塞、自发性气胸、急性心肌梗死、支气管肺癌等。

（4）伴咳嗽、咳痰，见于慢性阻塞性肺疾病、肺炎、支气管扩张、肺脓肿等。

（5）伴大量泡沫痰，见于有机磷中毒。

（6）伴粉红色泡沫痰，见于急性左心衰竭。

（7）伴咯血，见于支气管扩张、肺癌、肺结核、肺栓塞等。

（8）伴意识障碍，见于脑出血、脑膜炎、糖尿病酮症酸中毒、尿毒症、肺性脑病、急性中毒、休克型肺炎等。

三、呼吸困难时，我们该怎么办

（1）许多发生呼吸窘迫的患者常常表现焦虑，并呈笔直坐位或三脚架坐位，通常呼吸急促，可能闻及喘鸣或哮鸣音。如果出现面色发绀、言不成句、无法仰卧、大汗淋漓、意识不清，需要立即急救，立刻拨打"120"急救电话。

（2）气道异物引起的呼吸困难需要争分夺秒应对。儿童容易哭闹，咀嚼和吞咽功能较差，容易将果冻、水果、小玩具等吸入气道；老年人尤其是在脑中风后，吞咽功能下降，进食时出现咳嗽或口含食物未及时吞咽，容易将食物吸入气道；醉酒的患者容易将呕吐物误吸入气道……这些情况下异物堵塞气道时，气体的进出量减少，吸入的氧气不够，二氧化碳也排不出去，患者会出现言不成句，甚至大汗淋漓、发绀、意识不清。施救者应清除气道异物，在急救人员到来前，可以使用海姆立克急救法急救（详见第三章

"气道异物阻塞"相关内容）。如果意识不清、呼吸停止，就需要立刻进行心肺复苏。

（3）变态反应、遗传性血管性水肿导致呼吸困难，危及生命时，需要立即拨打"120"急救电话，呼叫专业医护人员，并尽快使用肾上腺素、糖皮质激素、抗组胺药物等进行抢救。

参考文献

[1] 万学红，卢雪峰. 诊断学［M］. 9 版. 北京：人民卫生出版社，2024：21 – 23.

[2] 于学忠，陆一鸣. 急诊医学［M］. 2 版. 北京：人民卫生出版社，2021：34 – 38.

（廖瑾莉）

过　　敏

过敏性疾病包括过敏性鼻炎、过敏性支气管哮喘、特应性皮炎、食物过敏等。过敏性疾病影响了 40% 的人群，全球范围内约有 4 亿人患有过敏性鼻炎，3 亿人患有过敏性支气管哮喘，2.5 亿人有食物过敏。

人体的免疫系统就像是军队，负责监视内环境，帮助人体抵御细菌、病毒等病原体，并对这些危害人体的病原体、肿瘤细胞、衰老细胞进行记录，当免疫系统再次遇到记录过的细菌、病毒等物质，就会展开攻击，保卫人体。过敏是免疫系统对身体的过度保护，也是身体的过度敏感。当免疫系统对身体保护过度的时候，会将原本对身体无害的东西误判为"敌人"进行攻击，导致身体出现相应变化，产生过敏反应。我们生活中常见的过敏原有很多，比如食物、药物、花粉等。

一、生活中有哪些常见的过敏原

过敏性疾病是遗传因素和环境因素共同作用的结果。我国幅员辽阔，过敏原地域分布差异很大。南方以尘螨、霉菌、蟑螂等常年性过敏原为主，北方则以树木、禾本科植物、杂草等季节性过敏原为主。

常见的过敏原有：

（1）吸入性过敏原：吸入性过敏原广泛存在于自然界中，常见的有尘螨、花粉、霉菌、蟑螂、蚕丝、动物毛皮、羽毛、烟草等。

（2）食入性过敏原：常见的食入性过敏原主要是食物蛋白，如牛奶、鸡蛋、鱼、贝壳类海产品、花生、小麦、坚果、大豆，以及食品的添加剂、防腐剂、保鲜剂和调味剂等。

（3）接触性过敏原：油漆、乳胶、清洁剂等。

（4）注射性过敏原：青霉素等药物、异种血清等。

二、如何判断过敏的原因

对于可疑过敏性疾病，应详细询问发病相关的过程，包括进食、活动、症状等情况，还要进行必要的体格检查和过敏原检测。

过敏原检测可分为两类：

（1）体内过敏原检测，包括皮肤点刺试验、皮内试验、斑贴试验和过敏原激发试验。

（2）体外过敏原检测，包括特异性 IgE 检测、总 IgE 检测、嗜碱性粒细胞活化试验等。

此外，常用的辅助检查还包括嗜酸性粒细胞计数、肺功能检测、呼出气一氧化氮测定等。

在临床诊断和治疗过程中，需要将辅助检查结果结合患者临床病史，确定过敏原的类型和致敏程度，以及它们与疾病的一致性。

三、过敏有哪些特点及表现

过敏在从新生儿、儿童到成人的各个年龄段都可能发生，还可由婴幼儿期延续至成年期，贯穿生命全程，同时还具有一定的家族遗传特征。免疫系统遍布全身，而过敏原又可以通过多种途径进入人体（吃入、皮肤黏膜接触等），因此发生过敏的时候，不同的人会在全身不同部位感觉到各种不适，也就是说，过敏可以累及全身多个系统和器官，常见于鼻部、皮肤、眼部、呼吸道及胃肠道。

（一）过敏的特点

常见过敏性疾病有一些共同特点，主要包括：

（1）发作性：发作性地出现和消失。

（2）反复性：气喘、打喷嚏、起皮疹等症状反复出现。

（3）可逆性：大多数症状都可以消退、恢复，具有可逆性。

（4）特异性：只发生于具有过敏性体质的人群，而且个体只对特定的物质过敏。

（二）过敏的表现

常见的过敏性疾病包括过敏性鼻炎、过敏性支气管哮喘、过敏性结膜炎、特应性皮炎、接触性皮炎、过敏性紫癜、血管性水肿、药物过敏、食物过敏、过敏性休克等。不同疾病累及器官不同，表现也不同。

（1）累及呼吸道时，会发生流鼻涕、打喷嚏等过敏性鼻炎的症状，咳嗽、喘鸣、胸闷等过敏性咳嗽、过敏性支气管哮喘的症状，严重时呼吸困难，甚至危及生命。

（2）累及眼部时，会发生眼睛发痒、流泪等过敏性结膜炎的症状。

（3）累及皮肤时，会发生瘙痒，起红疹、风团，皮肤黏膜肿胀、疼痛等。

（4）累及消化道时，会发生恶心、呕吐、腹痛、腹泻等症状。

（5）累及全身血管时，会发生血管扩张、毛细血管内液体外渗，导致循环血量下降，组织供血不足。发生严重过敏反应时会出现过敏性休克，危及生命。

四、出现过敏，应如何应对

（1）出现过敏症状，需要及时到医院就诊，在医生的指导下进行治疗，并对过敏的原因进行检测、干预。

（2）脱敏治疗是将导致过敏的物质从小剂量逐渐增加，让机体产生免疫耐受的治疗，即特异性免疫治疗，需要循序渐进，保证安全。

（3）药物对症治疗最常用的是口服抗组胺药、糖皮质激素，局部或外用药物等。用药须有适应证且可能导致不良反应，因此必须在医生的指导下用药，不可自行使用。

五、如何防控过敏

预防是全病程管理的关键一环，防重于治，对患者进行良好的环境控制，使患者能隔绝环境中的过敏原以及减少刺激物是过敏性疾病防治中的重要组成部分。环境控制是最重要、最有效的环节，但最容易被忽略。过敏性疾病的环境控制主要包括室内过敏原防控、室外过敏原防控及空气污染防控。

（一）室内过敏原防控

（1）尘螨：尘螨是室内的主要过敏原，环境温度和湿度可以影响尘螨的发育和总量。尘螨生存的最佳温度为25 ℃，最佳湿度为55%～75%。中国南方尘螨多，地毯、沙发、被褥和床垫等处是最容易滋生尘螨的地方，尽管尘螨很难完全消灭，但可以通过降低室内相对湿度、使用防螨床品或家居品、定期清洁、化学或物理杀螨等措施降低室内尘螨过敏原水平。

（2）宠物皮毛或皮屑：所有带皮毛或者羽毛的动物都可能引起过敏反应，猫皮毛、皮屑和狗皮毛、皮屑是最常见的宠物过敏原。

（3）室内真菌：卧室、客厅或厨房的霉菌暴露与哮喘的发生相关。青霉、曲霉和交链孢霉是常见的室内真菌，室内真菌水平与住房的年代、供热系统及有无使用加湿器及空调机都有关，阴暗、潮湿、通风不良的居室（尤其是地下室）是真菌生长的理想环境。

（4）蟑螂：蟑螂也是室内常见的过敏原，蟑螂的虫体、虫卵、粪便均是过敏原。

（5）宠物或啮齿类动物：啮齿类动物过敏原主要包括鼠类过敏原。

（二）室外过敏原防控

室外过敏原主要包括花粉及部分室外霉菌。

（三）空气污染防控

空气污染物种类繁多，根据空间不同可分为室内空气污染物和室外空气污染物。哮喘的发病与室外空气污染物相关，二手烟暴露与喘息和哮喘加重相关。

（四）过敏人群的健康管理

过敏人群的健康管理包括健康教育、环境过敏原管理、健康调理、筛查与随访管理等。

1）过敏体质者在生活中应尽可能避免接触过敏原，如有接触要尽快脱离此环境，减少暴露是防范过敏的有效方法。

2）锻炼身体，加强体育锻炼，增强免疫力，也能减少过敏的发生。

3）提高警惕，出现过敏时及时就医。

4）记住以往出现过敏的食物、药物等，做好登记，避免再用，就诊时告知医生。

5）昆虫蜇伤可导致过敏，蜜蜂、黄蜂、红火蚁是最常见的导致过敏的昆虫，这些昆虫的身体后部有特殊的"刺"，可将毒液射入人体皮肤。预防昆虫叮咬应注意以下几点：

（1）如果看见螫刺性昆虫，应保持镇静并缓慢退离，不要挥动手臂。

（2）外出时盖好食物和饮料，有渗漏时应立即清理。

（3）夏季去野外或植被茂盛的地方，避免穿凉鞋和露脚趾的鞋子。

（4）避免进行可能惊扰昆虫巢穴的活动，如修剪草坪或修剪树篱。

（5）如果在家中或家附近发现昆虫巢穴，应联系害虫控制服务组织进行安全清除，不要尝试自行清除。

（6）如果在有红火蚁的地区居住，外出时应穿上袜子和鞋子并避免踩踏蚁丘。

参考文献

[1] 北京医学会过敏变态反应学会. 过敏性疾病诊治和预防专家共识（Ⅰ）[J]. 中华预防医学志，2022，56（10）：1387–1539.

[2] AKAR-GHIBRIL N, PHIPATANAKUL W. The indoor environment and childhood asthma [J]. Current allergy and asthma reports，2020，20（9）：43.

（廖瑾莉）

昏　迷

意识是指个体对周围环境及自身状态的感知能力。意识障碍是指人对周围环境及自身状态的识别和觉察能力出现障碍，多由于高级神经中枢功能活动（意识、感觉和运动）受损引起，可表现为嗜睡、意识模糊、昏睡和谵妄，严重的意识障碍表现为昏迷。

昏迷是一种最为严重的意识障碍，表现为意识持续地中断或完全丧失。昏迷按严重程度可分为三级：

（1）浅昏迷，意识完全丧失，仍有较少的无意识自发动作。对周围事物及声、光等刺激全无反应，对强烈刺激如疼痛刺激可有回避动作及痛苦表情，但不能觉醒。吞咽反射、咳嗽反射、角膜反射以及瞳孔对光反射仍然存在。生命体征无明显改变。

（2）中昏迷，对外界的正常刺激均无反应，自发动作很少。对强刺激的防御反射、角膜反射和瞳孔对光反射减弱，大小便潴留或失禁。此时生命体征已有改变。

（3）深昏迷，对外界任何刺激均无反应，全身肌肉松弛，无任何自主运动。眼球固定，瞳孔散大，各种反射消失，大小便多失禁。生命体征已有明显改变，呼吸不规则，血压或有下降。

一、什么原因可引起昏迷

各种感染、中毒和机械压迫等因素引起神经细胞或轴索损害，均可产生不同程度的意识障碍，严重者陷入昏迷。

1）重症急性感染，如败血症、肺炎、中毒性菌痢、伤寒、斑疹伤寒、恙虫病和颅脑感染（脑炎、脑膜脑炎、脑型疟疾）等。

2）颅脑非感染性疾病。

（1）脑血管疾病，如脑出血、蛛网膜下腔出血、脑栓塞、脑血栓形成、高血压脑病等。

（2）脑占位性疾病，如脑肿瘤、脑积水等。

（3）颅脑损伤，如脑震荡、脑挫伤、外伤性颅内血肿、颅骨骨折等。

（4）癫痫。

3）内分泌与代谢障碍，如甲状腺危象、甲状腺功能减退症、尿毒症、肝性脑病、肺性脑病、低血糖等。

4）心血管疾病，如休克、心律失常等。

5）水、电解质紊乱，如低钠血症、低氯性碱中毒、高氯性酸中毒等。

6）外源性中毒，如安眠药、有机磷杀虫药、氰化物、一氧化碳、酒精和吗啡等导致的中毒，毒蛇咬伤中毒。

7）物理性及缺氧性损害，如中暑、触电伤害、高原病等。

二、昏迷有哪些伴随症状

（1）伴发热。先发热然后有意识障碍，见于重症感染性疾病；先有意识障碍然后有发热，见于脑出血、蛛网膜下腔出血、巴比妥类药物中毒等。

（2）伴呼吸缓慢。呼吸缓慢是呼吸中枢受抑制的表现，见于吗啡类药物、巴比妥类药物、有机磷杀虫药等导致的中毒，银环蛇咬伤中毒等。

（3）伴瞳孔散大，见于颠茄类药物、酒精等导致的中毒以及癫痫、低血糖状态等。

（4）伴瞳孔缩小，见于吗啡类药物中毒、巴比妥类药物中毒、有机磷杀虫药中毒等。

（5）伴心动过缓，见于颅内高压症、缓慢型心律失常等。

（6）伴高血压，见于高血压脑病、脑血管意外、肾炎、尿毒症等。

（7）伴低血压，见于各种原因导致的休克。

（8）伴皮肤黏膜改变，出血点、瘀斑和紫癜等见于严重感染和出血性疾病，口唇呈樱红色提示一氧化碳中毒。

（9）伴脑膜刺激征，见于脑膜炎、蛛网膜下腔出血。

（10）伴瘫痪，见于脑出血、脑梗死等。

三、他人昏迷，怎么实施救援

（1）首先需要判断环境是否安全。例如，判断现场有无裸露的电线，患者是否有煤气中毒可能等。怀疑患者煤气中毒，应开门窗通风，将患者移到通风处。

（2）昏迷患者一般属于危重患者，应立即拨打"120"急救电话，在专业救护人员的护送下，前往医院治疗。向急救人员提供患者资料，如起病形式、创伤史、系统疾病史（糖尿病、慢性肾衰竭、慢性肝病、癫痫）、药物滥用史、近期药物和食物应用情况、患者被发现时的环境状况（如附近有无高压线、室内有无煤气味）等。

（3）迅速观察患者的意识状态，同时检查患者的呼吸及心跳情况，一旦发生心搏骤停或者呼吸停止，立即进行心肺复苏。

（4）如有头颈部创伤或怀疑有颈部损伤，要避免移动患者，对患者不适当地搬动可能造成脊髓损伤，导致截瘫。

（5）保持患者的呼吸道通畅，及时清理呕吐物及分泌物，将头偏向一侧，防止窒息。

（6）对于原因不明的昏迷，或昏迷不能缓解、躁动不安的患者应有人看护，防止患者发生摔伤、撞伤等意外。

（7）不要为了叫醒患者而拍打、摇晃患者头部，不要随意翻转、拖拉和搬运患者。

（8）对于高热伴昏迷患者可以使用冷敷或冰敷、温水擦浴来降低体温。可用冷的湿毛巾或毛巾包裹的冰袋轻轻敷在额头、腋下和大腿内侧等部位，也可用温水浸湿毛巾，轻轻擦拭身体表面。在烈日下暴晒或高温环境下行重体力劳动一定时间者，若出现发热、头晕、头痛、皮肤灼热、恶心、呕吐、晕厥、昏迷、痉挛等症状，应怀疑为中暑。重症者应迅速降温，头部戴冰帽，腋下、腹股沟大动脉附近放冰袋。

（9）糖尿病患者，可能出现低血糖昏迷，有条件时建议测量血糖。

（10）患者若有肺部病史，可能是肺性脑病引起的昏迷，可予患者低流量吸氧。

参考文献

[1] 贾建平，苏川. 神经病学［M］. 8 版. 北京：人民卫生出版社，2018：62-64.

[2] 万学红，卢雪峰. 诊断学［M］. 9 版. 北京：人民卫生出版社，2024：55-61.

（廖瑾莉）

鼻 出 血

鼻出血可表现为黏膜少量渗血或涕中带血，亦可为鼻腔单侧或双侧大量出血，出血剧烈或鼻腔后部出血可表现为口鼻同时出血，出血严重者可发生失血性休克。鼻出血是耳鼻喉科常见的疾病，也是很多疾病的一种常见症状。鼻出血可由鼻子本身疾病引起，亦可由全身疾病引起。鼻部大出血属于急症，需紧急就诊；对于经常发生的少量鼻出血，应去医院就诊，检查是否由全身性疾病导致。

一、哪些因素可引起鼻出血

（一）局部因素

鼻出血的局部因素包括鼻腔黏膜干燥、鼻-鼻窦炎、鼻中隔偏曲或穿孔、血管畸形、肿瘤、异物、鼻部外伤及手术损伤等。

（二）全身因素

鼻出血的全身因素包括影响出凝血功能的系统性疾病、长期服用抗凝药物、高血压、动脉硬化、营养障碍或缺乏维生素等。

（1）循环系统疾病导致的血管压力过高：其中最常见的是高血压和动脉硬化。

（2）凝血功能障碍性疾病：各种血液病、服用抗凝药物、肝病、化学物或药物中毒等。

（3）内分泌功能异常：导致经期和妊娠期鼻出血。

（4）营养障碍：维生素 C、维生素 K 缺乏。

（5）中毒：汞、砷等有毒物质接触史。

（6）遗传性出血性毛细血管扩张症：一种以出血和血管畸形为特征的遗传性疾病，常表现为自发性反复鼻出血。

儿童鼻出血常发生于鼻腔前部鼻中隔黎氏区，多因患儿偏食、鼻-鼻窦炎导致局部黏膜干燥充血、毛细血管扩张、黏膜糜烂，过敏性鼻炎者因鼻痒反复揉鼻、抠鼻以及鼻喷药物治疗是增加鼻出血的重要原因。儿童反复鼻出血应排除系统性疾病，尤其是血液系统疾病。

老年人鼻出血则常发生于鼻腔后端，多由心脑血管疾病导致的高血压、鼻腔血管脆性增加或长期服用抗凝药物所致，对于老年鼻出血患者应充分关注全身系统性疾病及用药史。

二、鼻出血有哪些表现

（1）出血：多为单侧鼻腔出血，如由全身因素引起者，亦可双侧出血。出血剧烈或鼻腔后部的出血常表现为口鼻同时流血或双侧流血。

（2）鼻塞：血块大量凝集于鼻腔可导致鼻腔堵塞。

（3）咽部症状：血液倒流至咽喉可出现恶心、呕吐、吐血、咳血。

（4）原发病的表现：高血压患者可有血压高、头昏、头胀，血液病患者伴有其他出血倾向，急性发热性传染病者亦可有相应表现。

（5）全身症状：成人急性失血量达 500 毫升时，多有头昏、口渴等症状，失血量达到 1 000 毫升时可出现血压下降、心率加快等休克症状。

三、鼻出血时怎么办

首先消除紧张情绪，但也不能放任不管，要用正确的方法及时处理；如果情况比较严重，还应及时到医院诊治。

（1）冰敷法：用毛巾包裹的冰袋敷前额、鼻根部，这样能够使毛细血管收缩而止血。注意不能冰敷颈动脉窦部位，观察皮肤颜色及感觉，如有变色或麻木感应停止冰敷。

（2）指压止血法：适用于鼻腔前部的出血，尤其是儿童和青少年。患者取坐位，头部略前倾，用手指按压出血侧鼻翼或捏紧双侧鼻翼10～15分钟，同时令患者吐出口内血液，避免误咽。

（3）有条件时监测呼吸、脉搏、血压。

（4）出血量较多时，需要留意呼吸道是否通畅，及时清理口腔里的血块。为避免出血多导致头晕摔倒，可取坐位，病情严重者可取半坐卧位；怀疑休克时，采用平卧位，头偏向一侧。同时，尽快去医院耳鼻喉科处理。

四、鼻出血需要进行哪些检查

鼻出血需要进一步检查，以查明出血原因和确定出血部位，以便采取针对性的治疗措施。

（1）鼻前庭检查：观察鼻黏膜状态，判断有无脓涕，进而判断有无鼻窦炎；检查鼻腔有无异物；明确出血位置。

（2）鼻内镜检查：可观察鼻腔深部有无赘生物、异物等。

（3）实验室检查：进行血常规、C反应蛋白、凝血功能等检查，明确有无全身性疾病，排除血液性及感染性疾病等。

（4）鼻部影像学检查：进行鼻部CT/MRI等检查，排除鼻部外伤、肿瘤、解剖学异常等。

五、如何预防鼻出血

（1）生活上一般应注意饮食、休息，平时要多喝水，多吃蔬菜，进食清淡饮食，保持大便通畅。

（2）避免抠鼻、往鼻内塞异物，注意保持鼻腔湿润，必要时可以用棉签蘸石蜡油或甘油来涂擦鼻腔。

（3）要积极治疗过敏性鼻炎、鼻窦炎等局部原发病，从根本上避免鼻出血的反复发作。

（4）控制血压、纠正凝血功能异常等，进行全身疾病的治疗。

参考文献

［1］ 李智．鼻出血的护理干预及效果分析［J］．检验医学与临床，2013，10（21）：2881-2883．

［2］ 史丽，于鹏，陈爱平．鼻出血诊疗策略暨MasterPillar临床应用指导意见［J］．临床耳鼻咽喉头颈外科杂志，2023，37（7）：519-523．

［3］ 中华耳鼻咽喉头颈外科杂志编辑委员会鼻科组，中华医学会耳鼻咽喉头颈外科学分会鼻科学组．鼻出血诊断及治疗指南（草案）［J］．中华耳鼻咽喉头颈外科杂志，2015，50（4）：265-267．

（廖瑾莉）

心搏骤停

心搏骤停指心脏射血功能的突然停止，大动脉搏动与心音消失，重要的器官严重缺血、缺氧。心搏骤停导致全身血液循环中断、呼吸停止和意识丧失，是多种疾病或疾病状态的终末表现，也可以是某些疾病的首发症状，常常是心源性猝死的首要因素。

心搏骤停一直是威胁全人类生命健康的重大公共卫生问题，一些特殊情况如严重创伤、中毒、溺水及妊娠相关的心搏骤停事件，发生人群以青壮年与儿童为主，然而目前缺乏足够的关注与相应的有效救治措施，以致临床预后结局差。因此，学习识别心搏骤停并进行积极救治，以提高心搏骤停患者存活率是非常重要的。

一、心搏骤停的原因有哪些

（1）成人心搏骤停的病因以心脏疾病为主，尤其以冠心病最多见，创伤、窒息、溺水、药物过量、出血也是主要原因。

（2）儿童心搏骤停的病因以非心脏性疾病为主，常见的有气道梗阻、溺水、感染、烟雾吸入和中毒等。

二、如何识别心搏骤停

快速识别心搏骤停是成功复苏至关重要的第一步,根据美国心脏协会(American Heart Association,AHA)指南,施救者看到有人突然倒下或者偶遇看起来无反应的人员时,在接近该患者之前应确保该区域安全,然后拍患者肩部并大声喊"您还好吗?"以确认是否无反应。如果确认无反应,则施救者应呼救并拨打"120"急救电话,联系现场其他人员找寻自动体外除颤仪(automated external defibrillator,AED)设备。非专业施救者快速检查患者的呼吸(医务人员等受过专业培训者应同时检查脉搏),如果呼吸消失,则可认为患者发生心搏骤停,应开始实施心肺复苏。

一定要重视心搏骤停。心脏作为循环的核心,起到泵的作用,把氧和后的血液射到脑、心、肾等脏器,为其提供氧气和营养物质,把二氧化碳和代谢产生的物质带到肺、肝、肾等器官转化或排出体外,因此心脏的功能非常重要。一旦心脏停止跳动,脑、肾等重要脏器功能出现障碍,心跳停止3秒会出现黑蒙,停止5~10秒出现晕厥,停止15秒出现昏迷、抽搐,停止4~6分钟将导致大脑细胞发生不可逆性损害。心肺复苏开始时间越晚,成功率越低。心搏骤停的抢救核心是提高心肺复苏能力,尽快恢复重要脏器的供血。

三、心搏骤停如何救治

心肺复苏术是能形成暂时的人工循环与人工呼吸,以期达到恢复心脏自主循环、自主呼吸和自主意识,挽救生命的技术。提升临床急救的施救能力,实施高质量的心肺复苏,是心搏骤停抢救成功的关键和根本保证。实施高质量胸外按压时,应尽量减少延迟和中断。

(一)心肺复苏注意事项

根据2020年AHA心肺复苏和心血管急救指南,心肺复苏注意事项如下:

(1)如果有多名受过训练的人员(例如医生、护士或救援队人员等)在场,应同时实施连续、高质量胸外按压和适当通气。

(2)如果只有1名非专业施救者在场,或者多名非专业施救者都不愿进行口对口呼吸,AHA指南鼓励实施单纯胸外按压心肺复苏。

(3)非专业施救者不应为了触诊脉搏而中断胸外按压,而是应持续实施胸外按压，直至准备好 AED，急诊医疗服务人员接管患者，或患者苏醒。

（4）不推荐将单纯胸外按压用于儿童或非心脏原因的心搏骤停（如溺水）者，尤其是对儿童、食物堵塞气道等导致心搏骤停者，应尽快保证气道通畅，进行人工呼吸非常重要。

（二）心搏骤停救治的关键

心搏骤停救治中，早期除颤对提高心室颤动患者的生存率十分关键。

心室颤动患者出现心搏骤停的原因是心室纤颤，除颤是非常重要的抢救措施。应尽快联系现场人员或拨打"120"急救电话获取 AED 进行除颤。使用 AED 时，按照语音提示操作。除颤后心脏不会立即产生有效的心输出量，且心肺复苏可能增加除颤后的灌注，因此，每次除颤后，无论节律如何，都要立即重新实施 2 分钟的心肺复苏，再重新评估病情。

（三）心肺复苏要点

1．环境安全性评估

远离火源、电源、危险建筑、化学物品等，例如，遇到煤气中毒的患者，要先开窗通气；遇到触电的患者，要先关闭电源再接触患者等。只要发现发病地点不存在危险并适合抢救，应就地抢救。一定牢记：不要让自己陷入危险，让别人再来救您！

2．反应性与损伤评估

（1）判断患者意识：可轻拍患者肩部，并大声呼叫"您怎么了？"。

（2）急救人员在患者身旁快速判断有无损伤和反应。如果患者有头颈部创伤或怀疑有颈部损伤，要避免移动患者，对患者不恰当的搬动可能造成脊髓损伤，导致截瘫。

3．呼救

（1）务必镇定。

（2）大声喊叫"来人抢救"。

（3）自己或吩咐他人拨打"120"急救电话，尽快取得 AED。

（4）告知接线员具体地点、可能原因（外伤或非外伤）、患者具体情况（年龄、性别等）、患者或伤员人数、现场情况、联系电话。

4．判断呼吸/脉搏

注意：

（1）可以拨打"120"急救电话，接受接线员的指挥救助。

（2）2020 年 AHA 心肺复苏和心血管急救指南给出明确的推荐意见：对

于非医护人员的施救者，如遇患者无意识/无反应，合并呼吸状态异常或无呼吸，即可假定为心搏骤停并启动心肺复苏。

5. 心肺复苏

无意识/无反应，合并呼吸状态异常或无呼吸时，应将患者放置为复苏体位，进行心肺复苏。

1）体位：取平卧位并且位于硬质平面上。

2）胸外按压操作：

（1）一只手的掌根部放在患者胸部中央（胸骨下1/2），另一只手掌根部放在前一手背上以双手重叠。

（2）频率：100～120次/分。

（3）深度：5～6厘米。

（4）按压与放松时间相等。

（5）胸外按压和人工呼吸配合。按压与通气比：单人心肺复苏（成人、儿童、婴儿），30∶2；双人心肺复苏，成人30∶2，婴儿/儿童15∶2。

（6）及时更换按压人员，尽量减少按压中断时间。中断时间包括换人时间、除颤前后的时间、检查脉搏的时间和人工通气的时间等。

3）复苏通气。

（1）充分开放气道、清除口腔异物。

（2）每次通气1秒以上。

（3）有效的潮气量，应为产生可见的胸部抬起。

（4）口对口人工呼吸：如采用口对口吹气，每次平静呼吸后吹气而非深呼吸。

（5）避免过度通气（通气过于频繁或通气量过大）。

6. 电除颤

AED可以自动识别心律，因此可以被无医学背景的人所使用。当施救者可以立即获取AED时，对成年的心搏骤停患者应尽快使用AED；若不能立刻取得AED，应该在他人前往获取AED的时候开始心肺复苏，在设备到达后尽快进行除颤。

参考文献

[1] 于学忠，陆一鸣. 急诊医学［M］. 2版. 北京：人民卫生出版社，2021：152-154.

[2] American Heart Association. 2020 American Heart Association guidelines for cardiopulmonary resuscitation and emergency cardiovascular care.［EB/

OL].（2020-10-21）[2025-02-26]. https://www.ahajournals. org/toc/circ/142/16_suppl_2.

（廖瑾莉）

呕　　吐

呕吐是由于胃的强力收缩，胃和肠道内容物受到强力挤压，经过食管由口腔吐出的动作。临床上多于恶心后出现。呕吐可将咽入胃内的有害物质吐出，是机体的一种防御反射，有一定的保护作用；但频繁而剧烈的呕吐可引起脱水、电解质紊乱以及食管、胃损伤。

一、呕吐的常见原因有哪些

呕吐的发病无年龄差异，病因复杂多样，严重程度因病因和个体差异而不同。

（1）晕动病：晕动病即人们平日常说的"晕车""晕船""晕机"等，是由多种因素导致人体对运动状态错误感知所产生的生理反应。

（2）咽部受到刺激：吸烟、剧烈咳嗽、鼻咽部炎症等，导致咽喉部受刺激，使患者出现呕吐表现。

（3）消化系统疾病：肠炎、胃炎、阑尾炎等由于炎症对于胃、肠的刺激，可引起反射性呕吐，常伴有腹痛、恶心、腹泻、腹胀；肠扭转、肠套叠、肠梗阻等，食管、胃或肠内容物下行受阻，而被迫逆行以致呕吐；急性肝炎、肝硬化、胰腺炎等，也可能会出现呕吐症状。

（4）颅脑神经系统疾病：脑血管疾病、颅内感染、颅脑损伤或颅内占位性病变等，均可出现呕吐症状，同时多伴有头痛、嗜睡、昏迷、惊厥等其他神经系统症状。

（5）药物、毒物刺激：某些药物可能兴奋呕吐中枢而导致呕吐发生，如某些抗生素、抗癌药物等。此外，酒精、重金属、一氧化碳、有机磷杀虫药、毒鼠药等引起的中毒均可导致呕吐。

（6）其他疾病：腹型过敏性紫癜、急性心肌梗死、心力衰竭、青光眼、屈光不正等，亦可以出现恶心、呕吐。胃神经官能症、神经性厌食等精神因素也可导致呕吐。妊娠过程中，50%以上女性在孕早期会出现恶心、呕吐等早孕反应。

二、呕吐后如何急救

（1）接受治疗前不要过度紧张，保持平静状态或卧床休息。

（2）避免强烈的气味及其他诱发因素，例如气味强烈的食物、烹饪气味、烟等。

（3）暂时禁食、禁饮水4～6小时，以防食物和水误入气管，待呕吐停止后循序渐进地恢复进食。

（4）昏迷患者保持头侧位，及时清理口腔内呕吐物，禁止用毛巾堵住鼻、口腔，避免误吸。如呕吐反复发作应及时就医，避免脱水或水、电解质紊乱等。

（5）治疗后建议随访24～48小时，密切观察患者的症状，吃清淡、易消化的食物，避免油腻或辛辣食物，同时注意饮食清洁，积极预防可能引起呕吐的任何一类疾病。

三、临床上怎样治疗呕吐

临床上对呕吐的治疗以对症治疗为主，并尽快找到病因，针对引起呕吐的原发病进行相应的治疗。常见治疗方式如下：维持基础生命体征平稳、降低颅脑内压力、保护肝脏、降糖、减少胃酸分泌和抗感染，必要时采取急诊透析治疗及手术治疗消化道梗阻等。

目前，控制呕吐症状最为有效的方法是药物治疗，常用的药物有抗组胺药物、吩噻嗪类药物、苯甲酰胺类药物及选择性5-羟色胺受体拮抗剂等。

参考文献

［1］万学红，卢雪峰. 诊断学［M］. 9版. 北京：人民卫生出版社，2024：26-27.

［2］LONGO D L, FAUCI A S, KASPER D L, et al. 哈里森内科学手册［M］. 18版. 北京大学医学出版社，2016：238-239.

（李慧）

咯 血

咯血是指喉部及喉部以下呼吸道发生出血,血经咳嗽动作从口腔排出的过程。咯血往往提示重要的器质性疾病,其中大咯血可引起窒息,甚至危及生命,需要高度重视。

一、咯血的病因有哪些

(1) 感染:肺结核及其相关并发症是咯血的最常见病因。细菌、真菌、支原体、衣原体、原虫等引起的其他肺部感染也可出现咯血,尤其是各种感染引起的肺脓肿、坏死性肺炎形成空洞者。

(2) 肿瘤:任何类型的肺癌均可出现咯血,各种转移到支气管腔内或肺实质的肿瘤也可导致咯血。

(3) 自身免疫性疾病:自身免疫性疾病也可引起咯血。血管炎引起的出血也占一定比例,可以表现为咯血,同时可能伴有进行性的低氧血症和呼吸衰竭。部分患者咯血量可能不多,甚至不咯血,但可出现进行性贫血和低氧血症,死亡率较高。

(4) 心血管疾病:心源性咯血多由于基础心血管系统疾病导致,肺动静脉畸形者也可能出现咯血。

(5) 创伤:胸部创伤患者亦可发生咯血。钝器伤可造成气道破裂同时伴发肺或支气管血管损伤。断裂的肋骨有时可造成肺刺伤,从而导致咯血或血胸。同样,穿透伤也可造成肺撕裂及肺、支气管血管损伤,引起咯血和/或血胸。

(6) 血液系统疾病:导致各种血液系统疾病的原发、继发性因素引起凝血功能障碍,血小板功能异常或血栓性血小板减少性紫癜等疾病均可引起咯血甚至大咯血。

(7) 药物:抗甲状腺药物、抗凝药物、抗血小板药物、非甾体抗炎药(nonsteroidal anti-inflammatory drug,NSAID)等可引发咯血。

二、咯血需要与哪些情况鉴别

咯血容易与口腔、鼻腔出血,以及呕血相混淆,需要进行鉴别。

（1）口腔与鼻腔出血：检查患者口腔及鼻咽部是否有出血，鼻腔后部出血，尤其是出血量较多时，血液流进患者咽部，使患者咽部有异物感，引起咳嗽并将血液咳出，容易与咯血混淆。鼻咽镜检查可以鉴别。

（2）呕血：消化道出血经口腔呕出，在呕血前通常有上腹部不适、恶心、呕吐等症状，还可能会排黑便，但往往没有明显的咳嗽、咳痰等症状。胃镜检查有助于明确诊断。

三、咯血就医前需要做哪些准备

若患者有小量咯血，建议记录好每次咯血的血量、频率和时间，携带以上病情记录及时就医，有助于医生尽快明确诊断。

若患者出现急性大咯血的症状，应立即停止活动、就地休息，并立刻就医，同时记录患者咯血的血量及患者的神志、脉搏和呼吸状况。

特别需要注意的是，患者千万不要过于紧张和慌张，发生咯血时尽量将血液咯出，否则容易引起窒息并威胁患者生命。

患者出现以下情况，必须立即就医或拨打"120"急救电话：

（1）连续大量咯血（超过100毫升）且无法缓解。

（2）咯血时患者出现窒息的表现。

（3）咯血的同时伴有胸痛、呼吸困难、烦躁不安甚至昏迷等症状。

四、咯血后如何急救

患者出现少量或中量咯血时，应在防止窒息的前提下立即卧床休息；若患者发生大咯血，甚至出现窒息的表现，家属应迅速辅助患者采取头低脚高体位，持续拍打患者后背促进血液排出，同时拨打"120"急救电话。

五、临床上怎样治疗咯血

（1）一般治疗：卧床休息，保持环境安静；同时检测患者的心率、血压和呼吸频率；对营养不良的患者酌情使用营养补充剂。

（2）药物治疗：根据不同的咯血原因，在医生的指导下选择适当的止血药物，并针对病因进行治疗，以控制病情发展。

（3）经支气管镜治疗：在必要时可通过支气管镜清除气道内的积血，改善通气，防止或处理窒息、肺不张、吸入性肺炎等并发症。

（4）手术治疗：对由支气管动脉破裂引起大量咯血的患者，可考虑进行肺动脉栓塞术，或根据病情选择其他外科手术以控制出血。

六、咯血的日常注意事项

（1）饮食：饮食清淡，忌食辛辣、刺激性的食物，注意补充优质蛋白质，保持营养均衡。

（2）戒烟：严格戒烟有助于预防咯血的发作，保护肺功能。

（3）运动：病情康复后进行适当的体育锻炼，增强体质，提高机体免疫力，改善身体一般状况。

（4）生活规律：注意休息，避免熬夜、劳累，保持充足睡眠，避免情绪激动。

参考文献

［1］北京医师协会呼吸内科专科医师分会咯血诊治专家共识编写组. 咯血诊治专家共识［J］. 中国呼吸与危重监护杂志，2020，19（1）：1－11.

［2］葛均波，徐永健，王辰. 内科学［M］. 9版. 北京：人民卫生出版社，2024：36－40.

［3］吕志军. 大咯血的院前急救［J］. 中国急救医学，2008（3）：274－275.

［4］万学红，卢雪峰. 诊断学［M］. 9版. 北京：人民卫生出版社，2024：18－19.

（李慧）

癫痫发作

癫痫是一种慢性神经系统疾病，其特征是反复发作。癫痫发作是由大脑神经元异常放电引起的，导致短暂的脑功能紊乱，可表现为不同类型，如部分性发作、全面性发作和特殊类型发作。

一、癫痫发作的原因是什么

癫痫发作的具体原因尚不完全清楚，但以下因素可能与其发生相关：

（1）遗传因素：某些癫痫类型可能与基因突变或家族遗传相关。

（2）脑损伤：头部创伤、脑出血、脑肿瘤、感染等脑部损伤或疾病可能导致癫痫的发生。

（3）先天性异常：某些先天性脑部结构异常或代谢性疾病也可能与癫痫发作相关。

（4）其他因素：缺氧、中毒、系统性红斑狼疮等也可能诱发癫痫发作。

需要注意的是，癫痫发作与某些诱因具有很强的关联性，某些特定情况下会诱发或者加剧癫痫的发生，常见诱因主要有以下几种：

（1）睡眠不足：长期缺乏充足的睡眠可能会导致癫痫发作。

（2）精神压力：情绪波动、紧张、焦虑、抑郁等精神压力可能诱发癫痫发作。

（3）过度疲劳：长时间的体力或脑力劳动使机体过度疲劳，可能会引发癫痫发作。

（4）饥饿或低血糖：饥饿或血糖过低可能会导致脑部功能异常，从而诱发癫痫发作。

（5）药物或酒精滥用：某些药物和酒精滥用可能增加癫痫发作的风险。

（6）头部创伤：剧烈撞击、颅脑手术等导致的头部创伤可能导致癫痫发作。

（7）脑部感染或炎症：脑部感染、炎症或脑部疾病（如脑肿瘤）可能引起癫痫发作。

（8）激素变化：月经周期、妊娠期、更年期等导致的激素水平变化，可能诱发癫痫发作。

（9）其他因素：吸烟、过度饮酒、药物过敏等也可能诱发癫痫发作。

二、癫痫发作有哪些类型

癫痫发作的类型因人而异，以下是一些常见的类型：

（1）部分性发作：部分性发作起源于大脑的一部分区域。患者可能会出现局部肌肉抽搐、感觉异常、意识改变、情绪变化、嗅觉或味觉异常等症状。

（2）全面性发作：全面性发作起源于大脑的整个区域。患者可能会出现突然昏倒、全身肌肉抽搐、呼吸暂停、口吐白沫、尿失禁等症状。

注意：癫痫样发作和良性发作性头晕、发作性运动无力等虽表现出类似于癫痫发作的症状，但并非由脑电活动异常引起，须通过详细评估加以鉴别。

三、癫痫发作的典型症状是什么

在癫痫发作期间，患者可能会出现以下症状：

（1）突然失去意识或意识模糊。
（2）肌肉抽搐或僵硬。
（3）不自主地口吐白沫。
（4）呼吸困难或暂时停止呼吸。
（5）瞳孔扩大或眼球转动异常。
（6）心跳加快或血压升高。
（7）尿失禁。
（8）情绪波动，如焦虑、恐惧或愤怒等。

四、癫痫发作合并哪些情况需要及时就医

癫痫发作的类型多种多样，如果是某些并不严重的类型，患者可以在发作过后择期就诊。但如果患者合并以下情况，需要迅速到急诊科就医：

（1）癫痫发作的时间持续 5 分钟以上。
（2）癫痫发作停止后，患者的呼吸和意识未恢复正常。
（3）一次癫痫发作后，紧接着又发生了第二次。
（4）发烧，或者发生热性惊厥。
（5）怀孕。
（6）患者患有糖尿病。
（7）癫痫发作时受伤。

五、癫痫发作后如何急救

癫痫发作时，可以采取以下急救处理措施：

（1）创建安全环境：移除周围可能造成伤害的物品，如尖锐物品、易碎物品等，确保患者周围的环境安全。

（2）给予适当的支持：在癫痫发作期间，保持冷静并给予患者适当的支持。将患者转移到安全的地方，避免其摔倒或受伤。帮助患者解开衣领、腰带，以保持呼吸道通畅。

（3）保护头部：在癫痫发作期间，可以垫高患者的头部，以防止头部受伤。

（4）不要阻止发作：不要试图阻止患者的癫痫发作，不要强压患者身体，以免患者发生骨折和脱臼；也不要将物品放入患者口腔内，这可能会导致更严重的伤害，如气道异物引起窒息等。

（5）观察发作细节：记录癫痫发作的持续时间、症状和特点等细节，以便向医生提供准确的信息。

六、临床上怎样治疗癫痫

对于有明确病因的癫痫患者，首先针对病因治疗，如切除脑肿瘤、予抗寄生虫治疗等；对于没有明确病因，或者虽然明确病因但无法根治的患者，需要考虑药物治疗，让患者达到正常人的生活质量。

医生往往根据患者癫痫发作的类型，药物不良反应的大小，药物价格以及患者的年龄、性别等多种因素制订治疗方案，从小剂量开始服用药物，缓慢增加剂量至控制发作的最大可耐受剂量。尽可能选择单药治疗，当单药不能控制癫痫发作时则采用多药联合治疗。对于药物难治性癫痫，考虑通过手术治疗改善发作，包括神经调控治疗、脑立体定向射频毁损术。

七、如何预防癫痫发作

目前尚无特定的预防癫痫的方法，但以下措施可以降低癫痫发作的风险：

（1）避免脑部损伤：注意安全，避免头部创伤，如骑自行车或摩托车时佩戴安全头盔，避免高空坠落等。

（2）控制慢性疾病：及时治疗和控制慢性疾病，如高血压、糖尿病等，以减少其对大脑的不良影响。

（3）避免过度疲劳和压力过大：保持充足的休息和睡眠，避免过度疲劳和精神压力过大。

（4）遵医嘱用药：对于已经被诊断为癫痫的患者，应按照医生的建议进行规范用药，并定期复诊。

参考文献

［1］吴江，贾建平. 神经病学［M］. 3版. 北京：人民卫生出版社，2015：423-428.

［2］周新雨，洪震，虞培敏，等. 癫痫伴焦虑诊断治疗的中国专家共识［J］. 癫痫杂志，2018，4（3）：185-191.

［3］THIJS R D, SURGES R, O'BRIEN T J, et al. Epilepsy in adults［J］. Lancet, 2019, 393（10172）：689-701.

（李慧）

支气管哮喘

支气管哮喘（以下简称哮喘）是一种慢性炎症性疾病，主要特征是气道的可逆性阻塞和气道高反应性。它通常由多种因素引起，包括遗传因素、环境因素和免疫系统异常等。临床表现为反复发作的喘息、气急、胸闷或咳嗽等症状，常在夜间及凌晨发作或加重。哮喘不易根治，但在接受规范化治疗的患者中，80%可达到临床控制。

一、哮喘的病因有哪些

哮喘的确切原因尚未明确，但遗传因素和环境因素是与哮喘患者发病息息相关的两个因素。遗传因素决定了患者的过敏体质，但患者是否发病，则与环境因素有很大关系。

（1）遗传因素：哮喘具有多基因遗传倾向，家族中有哮喘病史的人更容易患上哮喘。

（2）环境因素：暴露在空气污染物、花粉、尘螨等过敏原中，或接触到化学物质、香料等刺激性物质可能导致哮喘发作。

非病原性因素，如运动、肥胖等，也可能会引发哮喘。

二、什么因素会诱发哮喘

哮喘发作的诱因因人而异，但以下是一些常见的诱因：
（1）过敏原：花粉、尘螨、宠物皮屑、霉菌等。
（2）空气污染物：二氧化硫、氮氧化物、颗粒物等。
（3）烟雾和化学物质：烟草烟雾、空气清新剂、清洁剂等。
（4）气候变化：寒冷潮湿的天气或气温骤变。
（5）感染：呼吸道感染，尤其是病毒感染。
（6）运动：剧烈运动（可能引起运动性哮喘），特别是在寒冷或干燥的环境中。
（7）药物：某些药物，如非甾体抗炎药、β受体阻滞剂等。
（8）情绪变化：焦虑、紧张、激动等情绪变化。
（9）食物：某些食物，如海鲜、坚果、乳制品等（可能引发过敏性哮喘）。
（10）其他因素：睡眠不足、过度劳累等。

三、哮喘的临床症状是什么

哮喘发作前，患者往往有先兆症状，包括鼻塞、打喷嚏和眼部瘙痒等。急性发作时，患者的临床症状包括：
（1）呼吸困难：患者可能感到呼吸急促、气喘或无法正常呼吸。
（2）喘息声：患者在呼吸时可能出现响亮的喘息声。
（3）咳嗽：患者可能有阵发性的咳嗽，尤其在夜间或清晨更为明显。
（4）胸闷感：患者可能感到胸部紧迫或不适。
当患者感觉喘息、胸闷、气急、哮喘症状加重或妨碍日常生活时，须及时到医院就诊。当夜间被憋醒时，须应用急救药物治疗；如症状不能缓解，应及时就诊。

四、突发哮喘怎么办

突发哮喘是一种紧急情况，需要及时处理。以下是一些应对突发哮喘的方法：
（1）保持冷静：尽量保持冷静，放松身体，避免过度紧张和焦虑。

（2）采取正确的姿势：坐直或半坐着，保持舒适的姿势，有助于扩张呼吸道。

（3）使用急救药物：如果已经被诊断为哮喘并有急救药物，应按照医生的指示使用快速作用的支气管舒张剂（如沙丁胺醇）来缓解症状。

（4）使用雾化器：如果有雾化器，可以使用医生开具的雾化药物，如糖皮质激素、支气管舒张剂来缓解症状。

（5）寻求紧急医疗帮助：如果症状严重或无法缓解，立即拨打"120"急救电话或前往最近的医院急诊室就医。医生根据哮喘发作程度，并结合个人情况使用急救药物进行治疗，包括吸入或口服短效 β_2 受体激动剂，全身使用糖皮质激素，吸入抗胆碱能药物，口服或静脉使用茶碱类药物等，通过迅速解除支气管痉挛，缓解哮喘症状。同时给予氧疗，必要时进行机械通气治疗。

五、如何进行哮喘的家庭管理

可以采取以下措施：

（1）确保室内空气清新：保持室内通风良好，避免积尘和异味。

（2）避免接触过敏原：尽量减少宠物毛发、尘螨等过敏原的存在。

（3）注意天气变化：避免在寒冷、潮湿或花粉高发季节进行户外活动。

（4）定期测量呼气峰流速：可使用峰流速监测仪监测肺功能，及时发现哮喘症状的变化。

（5）按医生建议进行治疗：如果患者已经被诊断为哮喘，按照医生的建议进行药物治疗，并定期复诊。

六、怎样预防哮喘发作

目前尚无针对哮喘的疫苗，以下方法可以帮助患者预防哮喘的发作：

（1）避免接触过敏原：尽量避免接触到易引发哮喘发作的过敏原，如花粉、尘螨等。

（2）避免接触刺激性物质：尽量避免接触化学物质、香料等刺激性物质。

（3）定期锻炼：适度的体育锻炼可以增强肺功能和免疫力，有助于预防哮喘发作。

（4）避免感染：保持良好的个人卫生习惯，勤洗手，避免与感染者密切接触。

（5）按医生建议进行治疗：对于已经被诊断为哮喘的患者，按照医生的建议进行药物治疗，并定期复诊。

参考文献

［1］林果为，王吉耀，葛均波. 实用内科学［M］. 15 版. 北京：人民卫生出版社，2017：1213 – 1223.
［2］沈华浩，杜旭菲，应颂敏. 新版中国支气管哮喘防治指南与全球支气管哮喘防治创议的异同［J］. 中国结核和呼吸杂志，2018，41（3）：166 – 168.
［3］张清玲. 2018 全球哮喘防治倡议哮喘指南解读［J］. 中国实用内科杂志，2018，38（8）：739 – 741.

（李慧）

高　热

高热是指体温超过正常范围的一种症状，通常被定义为体温超过 39 ℃。高热可能是身体对感染、炎症、药物反应或其他疾病的一种自我保护机制，严重者可能出现惊厥、意识不清等症状。高热属于危重症范畴，需要尽快采取措施控制体温，并积极寻找和治疗原发病。

一、高热的原因是什么

高热的原因可以是多种多样的，包括但不限于以下几种情况：
（1）感染：感染是高热最常见的原因，如感冒、肺炎、尿路感染等。
（2）炎症：某些炎症性疾病，如风湿性关节炎、炎症性肠病等。
（3）药物反应：某些药物可能引起药物热。
（4）免疫系统异常，如自身免疫性疾病。
（5）其他疾病，如甲状腺功能亢进、中暑等。

二、家庭中如何处理高热

在家庭中处理高热时，应定时测量体温，采用物理降温，并观察患者的呼吸和意识情况；经过医生的诊疗后，按照医生的指导进行用药，密切观察病情变化。以下措施可以帮助缓解症状和提高舒适度：

（1）保持适当的室内温度和通风，确保环境的舒适。

（2）多饮水，保持充足的水分摄入，防止脱水。

（3）使用退热药物，如布洛芬或对乙酰氨基酚，但请务必按照药品说明书或医生的建议使用。

（4）使用冷敷或冰敷、温水擦浴来降低体温。可用湿毛巾或冰袋轻轻敷在额头、腋下和大腿内侧等部位，也可用温水浸湿毛巾，轻轻擦拭身体表面。

（5）穿着轻便、透气的衣物，以促进散热。

（6）休息和放松，避免剧烈运动和过度劳累。

（7）如果症状持续或加重，或伴有其他严重症状（如呼吸困难、意识改变等），请及时就医。

三、高热有哪些预防措施

尽管无法完全预防高热的发生，但以下措施可以帮助降低患病风险：

（1）保持良好的个人卫生习惯，如勤洗手等。

（2）接种疫苗，如流感疫苗和肺炎球菌疫苗，以预防相关病原体引起的高热。

（3）避免过度劳累和过度疲劳，保持充足的休息和睡眠。

（4）均衡饮食，增强免疫力。

（5）避免接触已知的疾病传播途径或传染源，保持环境清洁，避免与患者密切接触等。

参考文献

[1] 王海燕，鹿汝亮，徐鹏. 对发热待查疾病的诊疗探究分析 [J]. 饮食保健，2018，27：39。

[2] 《中华传染病杂志》编辑委员会. 发热待查诊治专家共识 [J]. 中华传染病杂志，2017. 35（11）：641-655.

[3] Safety Commitee of Japanese Society of Anesthesiologists. JSA guideline for the management of malignant hyperthermia crisis 2016 [J]. Journal of anesthesia, 2017, 31 (2): 307-317.

（李慧）

高 血 压

高血压是指在静息状态下,动脉血压持续升高,超过正常范围的一种疾病。通常,高血压是指收缩压(即心脏收缩时的压力)大于或等于140 mmHg,和/或舒张压(即心脏舒张时的压力)大于或等于90 mmHg,是一种可控制但需要终身治疗的疾病。在我国,约每3位成人中就有1例高血压患者。

一、高血压的病因是什么

高血压的确切原因尚不完全清楚,通常认为危险因素是导致高血压发生的重要原因。随着高血压危险因素的聚集,高血压风险就会增加。以下危险因素可能与高血压的发生相关:

(1) 遗传因素:有高血压家族史的人更容易患上高血压。

(2) 不良生活习惯:不健康的饮食习惯(高盐、高脂肪饮食)、不良生活习惯(缺乏体育锻炼、肥胖、饮酒过量和吸烟等),以及长期处于紧张、愤怒、压抑、焦虑等状态,均可能增加患高血压的风险。

(3) 年龄因素:随着年龄的增长,动脉血管逐渐变得僵硬,容易导致血压升高。

(4) 其他疾病:某些疾病,如肾脏疾病、内分泌紊乱、颅脑病变、心血管病变等,也可能导致高血压的发生。

二、高血压有哪些临床症状

高血压通常被称为"沉默的杀手",因为大多数患者在早期阶段并没有明显的症状。然而,一些人可能会出现以下症状:

(1) 头痛:长期高血压可能导致头痛,尤其是在早晨起床时。

(2) 眩晕和头晕:由于血液供应不足,可能出现眩晕和头晕的感觉。

(3) 呼吸困难:高血压可能导致心脏负荷过重,引起呼吸困难。

(4) 心悸和胸闷:高血压可能导致心脏负荷过重,引起心悸和胸闷。

如果达到高血压危象(血压≥180/120 mmHg),患者可发生脑卒中、视物模糊、意识丧失、心肌梗死、肾功能损害、主动脉夹层、心绞痛、肺水肿以及子痫。

高血压患者的血压如果长期得不到控制，可引发多种并发症：

(1) 主动脉夹层，常常表现为突发撕裂样胸痛。

(2) 眼部血管异常，逐渐出现视物模糊。

(3) 记忆力、理解力下降。

(4) 痴呆。

三、突发血压异常增高怎么办

当患者发现血压突然升高时，首先要保持冷静，不要慌张。然后采取以下步骤：

(1) 立即测量血压。使用家用血压计再次确认血压水平，确保测量的准确性。

(2) 保持安静。找一个安静的地方坐下，避免剧烈运动或任何可能使血压进一步升高的活动。

(3) 深呼吸。进行深呼吸有助于放松，并可能有助于降低血压。

(4) 适当休息。确保有充足的休息时间，避免过度劳累。

(5) 及时就医。如果血压持续异常或伴有其他症状（如头痛、胸痛、视力模糊等），请立即前往医院急诊室。如出现高血压危象，需要立刻及时降低血压，并有控制地让血压水平"缓慢"下降。降压策略因高血压合并不同疾病而有所不同，现有的指南多建议除急性脑卒中、肺水肿或主动脉夹层之外的高血压危象者，第1小时平均动脉压下降幅度≤25%，在严密监测血压的情况下于第2至第6小时内，逐渐将血压下降至160/110 mmHg，24～48小时逐渐降至正常。治疗药物多选用硝普钠、硝酸甘油、尼卡地平或拉贝洛尔，持续以稳定剂量静脉滴入或泵入，同时密切监测血压、心率等变化，及时调整药物剂量。

四、如何进行高血压的家庭管理

可以采取以下措施：

(1) 控制饮食：减少盐分摄入，避免进食高脂肪和高胆固醇食物，增加蔬菜、水果和全谷物的摄入量。

(2) 控制体重：保持适当的体重，避免肥胖。

(3) 促进体育锻炼：进行适度的有氧运动，如快步走、游泳等。

（4）管理压力：家庭成员提供支持和理解，患者应学会应对压力的方法，如掌握放松技巧或参加瑜伽课程等。

（5）定期测量血压：建立定期测量血压的习惯，并记录测量结果。

（6）管理睡眠：良好的睡眠可以显著提高降压药的药效，降低高血压的发病风险和死亡风险。

（7）按医生建议进行治疗：如果患者已经被诊断为高血压，按照医生的建议进行药物治疗，并定期复诊。

五、怎样预防高血压

（1）健康饮食：保持低盐、低脂肪的饮食习惯，增加蔬菜、水果和全谷物的摄入量。

（2）控制体重：保持适当的体重，避免肥胖。

（3）限制饮酒和戒烟：过量饮酒和吸烟会增加患高血压的风险。

（4）定期体育锻炼：进行适度的有氧运动，如快步走、游泳等，有助于降低血压。

（5）减轻精神压力：学会应对压力，通过放松技巧如冥想、深呼吸等来减轻压力，保持心理平衡。

（6）定期体检：定期测量血压，及早发现和控制高血压。

参考文献

[1] 娄莹，马文君，王子君，等. 中国高血压临床实践指南计划书［J］. 中华心血管病杂志，2022，50（7）：671-675.

[2] 中国高血压防治指南修订委员会，高血压联盟（中国），中国医疗保健国际交流促进会高血压病学分会. 中国高血压防治指南（2024年修订版）［J］. 中华高血压杂志（中英文），2024，32（7）：603-700.

（李慧）

晕厥

晕厥,也被称为昏厥或失去意识。晕厥是指由于暂时性脑部供血不足导致大脑功能暂时中断,从而引起短暂的意识丧失和倒地的现象。晕厥有突然发作、恶心、面色苍白等表现,具有可自行恢复、恢复后一般不留后遗症的特点。

一、晕厥的原因有哪些

晕厥的原因有多种,常见的原因有:

(1) 血压下降:突然的血压下降,如过度失血、体位改变、长时间站立等,可能导致晕厥。

(2) 心脏问题:心脏疾病或心律不齐可能导致心脏泵血不足,进而引起晕厥。

(3) 神经调节失常:自主神经系统失调可能导致血管扩张或收缩异常,从而引发晕厥。

(4) 血糖异常:低血糖或高血糖可能导致脑部供血不足,引发晕厥。

(5) 精神因素:剧烈的情绪波动、紧张、恐惧等精神因素也可能导致晕厥。

(6) 药物因素:镇静剂、安眠药、抗抑郁药、麻醉药等药物,可直接抑制血管运动中枢引起体位性低血压,导致晕厥。

(7) 环境因素:燥热、拥挤、通风不良的环境引起的血管迷走性晕厥,可能与血压降低有关。

二、晕厥有哪些常见的临床症状

晕厥发作通常分为三个阶段:

(1) 前驱期:患者可能会感到头晕、眩晕、恶心、出冷汗等不适症状。

(2) 晕厥期:患者突然失去意识,倒地或倒在椅子上,可能出现抽搐或不规则呼吸。

(3) 恢复期:患者在几秒到几分钟内逐渐恢复意识,但可能仍感到头晕、乏力。

三、出现晕厥后如何急救

有明确的诱因、症状较轻且恢复迅速的晕厥患者，去除诱因后不易复发，大多数无须特殊治疗。因疾病引起的晕厥，应以治疗原发病为主，结合晕厥对个人、家庭、社会的影响程度及治疗的有效性、安全性等方面综合考虑，制订治疗方案。

在家中可以采取以下措施处理晕厥发作：

（1）将患者平放在地面上，保持呼吸道通畅。若患者呕吐，应帮助患者侧卧，以免将呕吐物误吸入呼吸道。

（2）如果可能，将患者双腿抬高，以促进血液回流至大脑。

（3）松开患者的衣领、腰带等紧身物品，以减轻压力。

（4）避免给患者喂食或饮水，以免引起窒息。

（5）在患者恢复意识后，适当地休息和饮水。

（6）如果晕厥发作频繁或持续时间较长，应及时就医，咨询专业医生的建议。

四、临床上怎样治疗晕厥

医生根据患者症状和体征，结合动态心电图、超声心动图、冠状动脉造影及颅脑 CT 或 MRI 等相关检查，明确晕厥的病因后对因治疗。大多数血管迷走性晕厥在避免诱因后可有效防止病情反复，无须特殊治疗。其他疾病引起的晕厥应及时治疗。

（1）体位性低血压：医生根据患者病情及时停止或调整正在使用的降压药物，如利尿剂、抑制神经系统的药物等，并告知患者避免突然站起，有些患者可酌情使用腹带、弹力袜等促进下肢血液回流。

（2）心律失常引起的晕厥：可植入起搏器治疗窦房结功能不全或房室传导阻滞引起的晕厥，予药物或射频消融术治疗心房扑动、心房颤动、室性心动过速等引起的晕厥。

（3）主动脉瓣狭窄：严重的主动脉瓣狭窄主要通过手术置换或者修复病变瓣膜的方式进行治疗。

（4）脑动脉硬化症：避免摄入过多的胆固醇，并在医生的指导下合理服用阿托伐他汀等药物降低血脂，可以在一定程度上防治因血管狭窄、动脉斑块脱落而出现晕厥的情况。

五、如何预防晕厥

（1）避免长时间站立或保持同一姿势，尽量避免突然站起或改变体位。

（2）饮食均衡，避免过度饥饿或进食过量。

（3）避免过度劳累和剧烈运动，适当休息和放松。

（4）注意保持室内通风和温度适当，避免过热或过冷的环境。

（5）饮食中适量摄入盐分，以维持正常的血压水平。

（6）对于存在心脏疾病或低血糖等问题的患者，应按医生建议进行治疗和管理。

参考文献

［1］茅志成. 急诊鉴别诊断学［M］. 北京：人民军医出版社，2004：95－104.

［2］万学红，陈红. 临床诊断学［M］. 3版. 北京：人民卫生出版社，2015：68－70.

［3］张文武. 急诊内科学［M］. 北京：人民卫生出版社，2012：28－31.

（李慧）

呕 血

呕血是指上消化道疾病或全身性疾病引起的上消化道出血，经口腔引起吐血。患者常伴有黑便，出血量多时可出现头晕、心慌、出冷汗等症状。一般预后良好，出血量大者可危及生命，需要及时送医治疗。

一、呕血的原因有哪些

（1）生活方式：长期酗酒可导致胃黏膜损伤，引起呕血。

（2）药物因素：某些药物可导致急性消化道黏膜损伤，可能引起呕血，如长期服用肾上腺皮质激素、非甾体抗炎药，可引起胃黏膜急性损伤或出血，或加重原有的消化道溃疡病情，引起消化道出血，导致呕血。另外，口服某些抗生素可引起胃肠道反应，严重者也可能引起呕血。

（3）疾病因素：临床上最常见的病因是消化性溃疡、食管胃底静脉曲张破裂、急性胃黏膜损害和胃癌。其他消化系统疾病引起的出血也不少见，如食管疾病、胆囊或胆管结石、胰腺疾病等。全身性疾病如血液系统疾病、感染性疾病、结缔组织病及尿毒症、肺源性心脏病等，也可引起呕血。

二、呕血的主要表现是什么

呕血前常有上腹部不适和恶心，随后呕吐血性胃内容物。其颜色视出血量的多少、血液在胃内停留时间的长短以及出血部位的不同而异。

1）出血量多、在胃内停留时间短、出血位于食管，则呕吐物呈鲜红色或暗红色，常混有凝血块；当出血量较少或在胃内停留时间长，则因血红蛋白与胃酸作用形成酸化正铁血红蛋白，呕吐物可呈棕褐色或咖啡渣样。

2）出血后血液在肠道内与肠道内的硫化物相结合形成硫化亚铁，使大便发黑，所以消化道出血一般伴有黑便的表现。

3）呕血时可能伴发其他症状：

（1）伴上腹痛：慢性、反复发作的上腹痛，有一定周期性与节律性，多为消化性溃疡；中老年人有反复发作的上腹痛，疼痛无明显规律性并伴有厌食、消瘦或贫血者，应警惕胃癌。

（2）伴肝脾肿大：脾肿大、有腹壁静脉曲张或有腹腔积液者，提示肝硬化；肝区疼痛，肝大、质地坚硬、表面凹凸不平或有结节者多为肝癌。

（3）伴黄疸：黄疸、寒战、发热伴右上腹绞痛并呕血者，可能由胆道疾病引起；黄疸、发热及全身皮肤黏膜有出血者，见于某些感染性疾病，如败血症及钩端螺旋体病等。

（4）伴皮肤黏膜出血，常与血液疾病及凝血功能障碍性疾病有关。

（5）伴头晕、黑蒙、口渴、冷汗，提示血容量不足，建议尽快就医治疗。

三、突发呕血怎么办

呕血为病理性表现，所以患者一旦出现呕血，建议及时就诊并明确病因。就医前注意，患者暂时不要进食、饮水，减少活动，不建议平躺，可采取半坐卧位或侧卧位，及时吐出口中残存的血液及呕吐物，避免发生误吸。

当呕血量较大，患者有明显头晕、心慌、出冷汗等表现时，考虑病情较为危急，应立即拨打"120"急救电话，转送至医院治疗。

四、呕血需要哪些检查和治疗

（1）紧急评估：主要包括判断意识，评估气道通畅性及梗阻的风险，评估呼吸频率、节律及血氧饱和度，以及监测心率、血压、尿量及末梢灌注情况。

（2）二次评估：完善病史采集、体格检查、辅助检查，评估严重程度，评估是否存在活动性出血。

（3）输血和液体复苏：予限制性液体复苏，必要时行输血治疗。

（4）纠正凝血功能异常和血小板异常：对症输注血浆、血小板，必要时补充凝血因子。

（5）药物治疗：主要包括抑酸药物，如质子泵抑制剂、H_2受体拮抗剂、生长抑素及其类似物、血管升压素及其类似物，以及止血药。

（6）检查、检验：尽快完成血常规检查，肝肾功能及凝血、淀粉酶等的相关检查，必要时进行胃镜检查明确出血部位并进行镜下止血治疗。对于因难治性的消化道溃疡或糜烂持续出血者，需要进行胃大部切除术等手术治疗。

参考文献

[1] 陈孝平，汪建平. 外科学［M］. 8版. 北京：人民卫生出版社，2013：472–477.

[2] 葛均波，徐永健. 内科学［M］. 8版. 北京：人民卫生出版社，2013：452–457.

[3] 万学红，卢雪峰. 诊断学［M］. 8版. 北京：人民卫生出版社，2013：17–18，29–30.

（李慧）

第三章 常见意外伤害的急救

一氧化碳中毒

一氧化碳为无色、无臭、无刺激性的窒息性气体,由含碳物质在不完全燃烧时产生,是工业生产和生活环境中最常见的窒息性气体。一氧化碳中毒俗称煤气中毒,是一种因吸入较高浓度一氧化碳而引起的急性缺氧性疾病。

一、一氧化碳中毒有哪些症状

(一) 急性中毒症状

一氧化碳中毒的急性症状由缺氧和应激引起。

(1) 轻度中毒:头痛,头晕,恶心,呕吐,心悸和四肢无力。脱离中毒环境并呼吸新鲜空气或吸氧后,症状可消失。

(2) 中度中毒:胸闷,气短,呼吸困难,出现幻觉,视物不清,判断能力下降,运动协调性下降,嗜睡,意识模糊,浅昏迷(对疼痛等刺激能产生反应),口唇呈樱桃红色。

(3) 重度中毒:意识障碍,可出现昏迷、神经反射消失,大小便失禁,呼吸频率降低或无呼吸,甚至死亡。

(二) 迟发型神经精神综合征

迟发型神经精神综合征多发生在急性中毒缓解且意识恢复的 2~60 天后,可出现以下表现中的一种:

(1) 痴呆、身体僵直、胡言乱语或情绪激动、昏迷。

(2) 表情淡漠,四肢肌肉僵硬,肢体静止时出现震颤,走路时呈向前冲样。

（3）偏瘫、小便失禁、异常的神经反射。

（4）不能言语、失明、不能站立、癫痫发作。

（5）视神经萎缩、听神经损害、周围神经病变，表现为视力下降、听力下降、肢体皮肤感觉减退等症状。

二、怀疑一氧化碳中毒怎么办

（1）转移患者到空气新鲜处，解开衣领，保持呼吸道畅通，将昏迷患者摆成侧卧位，避免呕吐物误吸；及时拨打"120"急救电话，或快速将患者送至急诊科就诊。

（2）检查患者的呼吸与脉搏，若已发生呼吸、脉搏停止，则行心肺复苏术。

三、临床上怎样治疗一氧化碳中毒

（1）现场氧疗：利用现场准备的吸氧装置，立即给予氧疗。现场氧疗的原则是高流量、高浓度。

（2）早期抢救治疗：首先应进行高流量、高浓度补氧和积极的支持治疗，包括予气道管理、血压支持，稳定心血管系统，纠正酸碱平衡失调和水、电解质紊乱，合理脱水，纠正肺水肿和脑水肿，改善全身缺氧所致的主要脏器如脑、心、肺、肾等器官功能失调。当严重低氧血症持续不能纠正，经吸痰、吸氧等积极处理后低氧血症不能改善时，应及时行气管插管。

（3）高压氧治疗：近年高压氧治疗在一氧化碳中毒早期治疗中得到推广和应用。

四、如何预防一氧化碳中毒

（一）家庭预防

（1）家庭中使用煤炉一定要安装烟囱；烟囱安装要合理，烟囱开口朝下，要注意保持烟囱通道通畅；室内使用煤炉时要安装风斗或打开小通气窗，以利于煤气从室内排出。

（2）燃气热水器要安装在通风良好的地方，使用热水器时要打开门或窗。

（3）使用煤气或天然气做饭时，一定要有人照看，防止水、汤煮沸外溢造成煤气灶熄灭，煤气大量排入室内；煤气管道或胶皮管要定期检修，胶皮管要定期更换以防老化，发现煤气灶或管道漏气时要通知煤气管道管理部门及时修理；必要时安装一氧化碳探测器。

（二）生产作业场所预防

凡是可能存在一氧化碳的场所，都应加强自然通风和局部通风。经常对生产设备进行维护和检修，防止漏气。抢修故障设备时，应佩戴好防毒面具，且进行无冒险作业；进入高浓度作业区，先测定一氧化碳的浓度，并进行通风、排风。

参考文献

[1] 高春锦，葛环，赵立明，等. 一氧化碳中毒临床治疗指南（一）[J]. 中华航海医学与高气压医学杂志，2012，19（2）：127-128.

[2] 葛环，杨晶，张奕，等. 一氧化碳中毒临床治疗指南（二）[J]. 中华航海医学与高气压医学杂志，2012，19（5）：3.

（李慧）

食物中毒

食物中毒是指摄入含有生物性、化学性有毒物质的食品或把有毒物质当作食品摄入后出现的非传染性急性、亚急性疾病。食物中毒发病率高，有明显季节性和地域性，严重食物中毒会出现肝肾损害、重度脱水，甚至休克等全身中毒症状，对患者的生命安全造成威胁。食物中毒是全球公认的公共卫生问题，应重视防治食物中毒。

一、食物中毒有哪些特点

食物中毒发病急剧、潜伏期短，同一起食物中毒事件的患者发病症状类似，可形成发病高峰。

（1）中毒者均与某种食物有关。中毒者近期内皆曾食用可疑食物，中毒人群局限于食用该类可疑食物者，未食用者不受影响。

（2）潜伏期短，暴发性强，发病突然。发病人数多且集中，进食者通常在 2～24 小时发病。

（3）中毒者症状相似。中毒者大多表现出头晕、无力、恶心、呕吐、腹痛、腹泻等肠胃炎症状，因中毒者体质不同，所食有毒食物的种类、数量不同，症状轻重程度也会不同。

（4）病源可追溯。中毒患者的生物样品中检测出的引起中毒临床症状的病源与有毒食品中的一致。

（5）季节性现象明显。不同种类的食物中毒，发病季节不同，中毒高发期通常在 5—10 月。

（6）无传染性。食物中毒者不会传染给健康者。

二、为什么会发生食物中毒

（1）食物本身有毒，加工过程未能去除毒性，如河鲀、木薯等。
（2）食物因贮藏不当产生了毒素，如发芽土豆。
（3）食物被致病微生物污染，如细菌、真菌。
（4）植物、动物的毒素转移，如进食了食入毒藻的鱼虾。
（5）食物中混入了化学物质。
（6）误食有毒植物。

三、食物中毒有哪些常见类型

食物中毒的常见类型有细菌性、真菌性、动物性、植物性、化学性食物中毒五大类。

1）细菌性食物中毒：在各类食物中毒中，细菌性食物中毒最多见。它是指进食含有细菌或细菌毒素的食物而引起的食物中毒。常见的引起食物中毒的细菌有沙门菌、金黄色葡萄球菌、蜡样芽孢杆菌等。细菌性食物中毒一般多发生在夏秋季节，中毒后多有恶心、呕吐、腹泻和发热等症状。

（1）沙门菌食物中毒：沙门菌常存在于被感染的动物及其粪便中。进食受到沙门菌污染的禽、畜、蛋、鱼、奶类及其制品即可导致食物中毒。

（2）金黄色葡萄球菌食物中毒：金黄色葡萄球菌存在于人或动物的化脓性病灶中。进食受到金黄色葡萄球菌污染的奶类、蛋及蛋制品、糕点、熟肉类即可导致食物中毒。

(3) 蜡样芽孢杆菌食物中毒：蜡样芽孢杆菌主要存在于土壤、空气、尘埃、昆虫中。进食受到蜡样芽孢杆菌污染的剩米饭、剩菜、凉拌菜、奶、肉、豆制品即可导致食物中毒。

2) 真菌性食物中毒：一般由进食被真菌及其毒素污染的食物引起，如霉变甘蔗。

3) 化学性食物中毒：指误食有毒化学物质，如鼠药、农药、亚硝酸盐等，或食入被其污染的食物而引起的中毒。化学性食物中毒潜伏期短、症状重、死亡率高，因此要及时到医院就诊。

4) 有毒动植物中毒：是指误食有毒动植物或摄入因加工、烹调方法不当而未除去有毒成分的动植物食物引起的中毒。有毒动植物中毒发病率较高，死亡率因动植物种类而异；通常是误食河鲀、毒蘑菇、发芽土豆、未煮熟豆浆等引起的。

四、食物中毒后如何急救

1) 食物中毒急救的注意事项。

(1) 及时对食物中毒患者进行急救能有效缓解患者症状，中毒症状严重时，应及时寻求医疗帮助，拨打"120"急救电话或前往最近的医疗机构就诊。

(2) 须评估患者意识状态、呼吸情况和循环情况。若出现意识不清，将患者头偏向一侧，防止呕吐物误吸。

(3) 询问病史，尽可能了解患者所摄入食物的类型、摄入量、摄入时间及伴随摄入的其他物质（如酒类、药物等）。例如，若怀疑为植物性毒物引起的中毒，应进一步明确患者所摄入植物的名称、摄入量及来源，并警惕患者可能接触农药等其他有毒物质。有时患者主诉为植物中毒，实则为农药中毒。

(4) 在没有医生的指导下，中毒者不要随意服用止泻药、止呕药、抗生素等，这些药物会影响医生对病情的判断，有时还会影响治疗效果。

(5) 如果是集体中毒，应立即通知疾病预防控制中心并保留相关的食物样本以供诊断、治疗和检测。

2) 终止或减少毒物接触，清除毒物，主要包括催吐、洗胃、导泻、血液净化等措施。

(1) 催吐可排出残留在胃内的毒物。催吐适用于意识清醒且没有呕吐的患者，催吐时可以用手指或筷子刺激舌根部，促使胃内容物呕出。催吐时应避免用力过猛，以免引起食管黏膜破裂或贲门撕裂。

（2）洗胃是用洗胃机或者用人工方法排出毒物，可以清除胃内残留的有毒物质，减少毒素的吸收。

（3）对于已经进入肠道的毒物，可以使用导泻药来促进毒物的排出。但导泻药不能过度使用，以免引起身体脱水或肠道损伤。应在医生的指导下使用导泻药。

（4）血液净化治疗对某些中毒有效，可促使已经吸收的毒物排出。

3）部分毒物有特效解毒剂，如有机磷杀虫药中毒的特效解毒剂为阿托品，氰化物中毒的特效解毒剂为硫代硫酸钠。

五、怎样预防食物中毒

（一）保持良好的卫生习惯

（1）食物要清洁，加工食品的工具、容器等要做到生熟分开，清除筷子、案板的霉菌，及时更换。

（2）注意冰箱内食物生熟分开，定期检查冰箱温度，清洁冰箱，抑制细菌繁殖。

（3）生鲜食物要彻底加热，避免食用未经充分烹饪的食品，在食用鸡肉类制品的时候要彻底高温加热，杀灭禽流感病毒。

（4）避免食用过期食品，尽量吃新鲜的水果，食用前清洗干净，不吃霉变食物，不吃隔夜菜。

（5）选择新鲜安全的食物，避免购买来源不明的食品，避免食用不明来历的真菌。

（6）了解食物特性，不食用发芽土豆、未煮沸豆浆等食物。

（7）注意食品的贮藏卫生，防止昆虫、鼠类等动物及尘土等不洁物污染食品。

（8）不接触猫粪和生肉，不要让猫舔手、脸及食具等。

（9）保持良好的个人卫生习惯，勤洗手，特别是在处理食物之前和饭前、便后洗手。

（二）化学性食物中毒的预防措施

（1）严禁食品贮存场所存放有毒、有害物品及个人生活物品。鼠药、农药等有毒化学物要配有明显标签，存放在专门场所并上锁。

(2) 使用杀鼠药等情况,要做好告知及提醒。

(3) 不随便使用来源不明的食品或容器。

(4) 蔬菜加工前要用清水浸泡 5～10 分钟,再用清水反复冲洗。

(5) 加强亚硝酸盐的保管,避免误作食盐或碱面食用。

参考文献

[1] 胡维勤. 食物中毒防治一本通 [M]. 广东:广东科技出版社,2017:2-3,12.

[2] 于学忠,黄子通. 急诊医学 [M]. 北京:人民卫生出版社,2014:420-469.

[3] 于学忠,陆一鸣. 急诊医学 [M]. 2 版. 北京:人民卫生出版社. 2021:360-381.

(廖瑾莉)

急性酒精中毒

酒精(乙醇)是无色、易燃、易挥发的液体,具有醇香气味,能与水和大多数有机溶剂混溶。短时间内饮入大量酒精或酒类饮料引起神经精神症状(兴奋或抑制)称为急性乙醇中毒或称急性酒精中毒。急性酒精中毒以行为异常和意识障碍为主要表现,严重者损害器官功能,导致呼吸循环衰竭,救治不及时可危及生命。

酒精是工业上重要的溶剂。酒是含酒精的饮品,酒精浓度常以体积分数表示。用谷类或水果发酵制成的酒通常酒精浓度较低,啤酒为 3%～5%,黄酒为 12%～15%,葡萄酒为 10%～25%;蒸馏形成的烈性酒的酒精浓度明显增高,如白酒、白兰地、威士忌等的酒精浓度为 40%～60%。酒是人们经常食用的饮料,大量饮用酒类饮料易引起急性酒精中毒。

一、急性酒精中毒的原因有哪些

急性酒精中毒常发生于节假日、庆典时,多集中在晚上 9 时至次日凌晨 2 时,以 20～40 岁男性多见,可与食物中毒同时发生。酒精广泛用于工业、医药、日常化学制品，许多产品酒精浓度达 50%～99%，误服误用也可引起中毒。

饮入酒精 0.5～3 小时，由胃（25%）、小肠（75%）将酒精完全吸收入血。酒精吸收速度受含酒精饮料类型、酒精浓度、饮用速度和胃排空状态影响，进食可延迟酒精吸收，空腹饮酒 5 分钟后血中即可检出酒精，长期饮酒者，吸收更快。当胃中无内容物时，至多 10% 的酒精由肾和肺排出，90% 在肝内代谢、分解。当摄入过多、过快，超过人体的代谢能力，酒精蓄积，导致中毒。

二、急性酒精中毒有哪些危害

（1）抑制中枢神经系统：酒精具有脂溶性，可迅速透过大脑神经细胞膜，并作用于膜上的某些酶而影响细胞功能，导致兴奋、共济失调、昏睡和昏迷，甚至呼吸或循环衰竭而危及生命。

（2）损害心脏：急性酒精中毒引起心排血量增加，心肌消耗氧气增加，严重时导致心力衰竭、心律失常。

（3）导致代谢异常：代谢性酸中毒以及低血糖。

（4）损害消化系统：大量高浓度酒精损害胃黏膜，严重者导致消化道出血。

三、急性酒精中毒有哪些症状

（一）急性中毒

一次大量饮酒导致的急性酒精中毒可引起中枢神经系统抑制，症状与饮酒量、血清酒精浓度以及个人耐受性有关，可分为三期。

（1）兴奋期：头痛，兴奋、有欣快感、健谈、饶舌，情绪不稳定、自负、易激怒，可有粗鲁行为或攻击行动，也可能沉默、孤僻，驾车易发生车祸。

（2）共济失调期：肌肉运动不协调，行动笨拙，言语含糊不清，眼球震颤，视物模糊，复视，步态不稳，出现明显共济失调，可出现恶心、呕吐、困倦。

（3）昏迷期：患者进入昏迷期，表现为昏睡、瞳孔散大、体温降低，严重时患者陷入深昏迷，心率快、血压下降，呼吸慢而有鼾音，可出现呼吸循环麻痹而危及生命。

此外，重症患者可并发意外损伤，酸碱平衡失调，水、电解质紊乱，低血糖症，肺炎，急性肌病，甚至出现急性肾衰竭。

四、急性酒精中毒后需要做什么检查

怀疑急性酒精中毒，可以测呼出气及血清酒精浓度，急性酒精中毒时呼出气中酒精浓度与血清酒精浓度相当。

酒精蓄积后对身体产生影响，可出现脏器功能异常，需要完善检查，充分评估病情。

（1）动脉血气分析：酒精中毒时可见轻度代谢性酸中毒。
（2）血清电解质浓度：急慢性酒精中毒时均可见低血钾、低血镁和低血钙。
（4）血糖浓度：急性酒精中毒时可见低血糖症。
（5）肝功能检查：慢性酒精中毒性肝病时可有明显肝功能异常。
（6）心电图检查：酒精中毒性心肌病可见心律失常和心肌损害。

五、急性酒精中毒后如何急救

1）兴奋躁动的患者必要时加以约束，专人陪护。
2）共济失调患者应休息，做好安全防护，以免发生意外损伤。
3）昏迷患者应注意是否同时服用其他药物，重点是维持重要器官的功能。
（1）维持气道通畅，预防误吸，必要时行人工呼吸、气管插管。
（2）维持循环功能，注意血压、脉搏，可静脉输入5%葡萄糖生理盐水。
（3）心电监测心律失常和心肌损害。
（4）保暖，维持正常体温。
（5）维持水、电解质平衡及酸碱平衡，低血镁时补充镁。
4）严重急性酒精中毒时可以给予纳洛酮静脉注射，还可用血液净化技术促使体内酒精排出。
5）低血糖是急性酒精中毒最严重的并发症之一，应密切监测血糖水平，急性意识障碍者可考虑静脉注射葡萄糖。
6）对烦躁不安或过度兴奋者，可用小剂量地西泮，避免用吗啡、氯丙嗪、苯巴比妥类镇静药。

参考文献

［1］葛均波，徐永健，王辰. 内科学［M］. 9版. 北京：人民卫生出版社，2018：899-901.

［2］王辰，王建安. 内科学［M］. 3版. 北京：人民卫生出版社，2015：1257-1259.

［3］于学忠，黄子通. 急诊医学［M］. 北京：人民卫生出版社，2014：452-455.

（廖瑾莉）

异物入眼

异物入眼是指物质从非正常途径进入眼球，这些物质可能引起外伤，如树枝、竹签、细木棍或细金属丝等引起的刺伤，也可能是在特定环境下，如锤敲击、爆炸、机床作业、射击等情况下，沙尘、金属碎屑、昆虫等细小异物进入眼内，黏附或嵌顿于白睛、黑睛表层或胞睑内面引起眼病。

一、异物入眼有哪些表现

根据异物的成分、入眼部位以及有无感染，异物入眼的临床表现有所差异。一般表现为眼睛疼痛、视力下降等症状，部分患者可无症状。随着异物在眼内长期留存，可出现眼铁质沉着症、眼铜质沉着症。

二、如何正确处理异物入眼

异物入眼后如果无法很快自行排出，要立即到医院眼科诊治，遵守医嘱，按时复诊。

如果是化学性质的异物入眼，比如502胶水、酸碱、农药等，最关键的步骤是立即冲洗。应尽快用大量的流动清水冲洗患眼，同时转动眼球，最好能翻开上眼睑，持续冲洗至少30分钟。在条件允许的情况下，可使用温水

（接近体温）进行冲洗。尤其是在502胶水入眼时，温水有助于减缓502胶水固化、降低其黏附力。但若无温水，应就地取材，立即用常温水冲洗，切勿因等待而延误救治时机。冲洗完后，应尽快就近前往医院眼科就诊，由专业医生进行进一步处理。

如果异物是铁粒、板栗刺等，大多数都是扎在角膜上，需要在眼科医生的治疗下，将上述异物从角膜上取出，取出后滴用抗感染滴眼液，防止眼部感染。

如果异物是沙粒、棉絮、毛发、睫毛等，往往会随眼球转动而卡在上眼睑或结膜穹隆处，很多患者及患者家属不会翻上眼睑，建议到眼科就诊。眼科医生在裂隙灯下，对患者进行检查，取出异物。

异物入眼后，切忌揉搓，因为这样会造成异物在眼球表面移动摩擦，导致结膜损伤或角膜擦伤，引起角膜上皮脱落，导致角膜浅表神经暴露，患者往往出现眼红、畏光、流泪等症状。

还有一些异物入眼会造成极大的眼部危害，比如异物穿透角膜、穿透虹膜、穿透晶状体、穿透眼球等等，这些往往在患者进行工地打钉等体力活动时发生。一旦发生上述眼外伤，一定要赶往医院眼科对症处理。

总之，异物入眼之后不要揉搓，无论异物是生物类还是非生物类。要根据异物的情况来判断异物是否可以自行排出，无法自行排出的时候，一定要尽快就医以减少对眼睛的损害。

参考文献

[1] 佚名. 异物入眼想揉眼睛？快住手！[J]. 大众科学，2021（8）：50-51.

[2] 中华医学会眼科学分会眼外伤学组. 中国眼外伤急诊救治规范专家共识（2019年）[J]. 中华眼科杂志，2019，55（9）：647-651.

（黄海艳）

异物入鼻

异物入鼻多见于儿童。儿童缺乏危险意识，在嬉戏玩闹时，可能会将玩具、果核、豆类、纸片、玻璃珠等塞进鼻腔内。小昆虫偶尔也会飞入鼻腔内。此外，进食时大笑、哭闹，也可能使食物误入鼻腔内。

一、异物入鼻有哪些表现

异物入鼻所引起的症状随异物大小、性质、滞留时间和所在位置而有所不同，短时间内主要引起单侧鼻塞、疼痛，随着异物在鼻腔存留时间延长，会出现鼻部感染的症状，如脓涕、涕中带血等。

二、如何正确处理异物入鼻

（1）嘱患者用嘴呼吸，避免用鼻呼吸；若儿童哭闹，应安抚其情绪，避免异物被吸入下呼吸道。

（2）若异物有部分露在鼻孔外面，可尝试抓住外露部分将其轻轻拉出，但不可勉强，以免损伤鼻腔。

（3）若异物较小、光滑，在鼻腔内位置不深，也可尝试通过擤鼻动作将其擤出。

（4）若异物在鼻腔内位置较深或上述方法无效时，应立即至医院急诊科或耳鼻喉科就诊，不要盲目自行处理。

三、如何预防异物入鼻

（1）教导儿童口含食物时勿游戏、哭闹，进食过程中不交谈、大笑。

（2）家居日常备用的纽扣电池、螺丝帽、豆类等容易塞进鼻腔的小物品，应放置到儿童不易触及的地方；教导儿童不要随意将东西塞到鼻孔中。

（郑梓煜）

异物入耳

异物入耳，顾名思义就是异物进入耳道内。此种情况多见于儿童，因儿童喜将小物体塞入耳内，比如豆类、石头、珠子等。成人亦可发生，多为挖耳或外伤时遗留小物体或小虫侵入等。

一、异物入耳有哪些表现

异物入耳的临床表现依异物的种类、大小、位置的不同而有所不同。

（1）一些小而无刺激性的异物，可长时间留存在外耳道而不引起任何症状。

（2）一些较大的异物嵌于外耳道，可引起耳痛、耳内瘙痒、听力障碍、耳鸣等。

（3）昆虫类入耳，因昆虫在耳内活动可引起耳痛、耳痒，甚至鼓膜被抓破而引起穿孔、出血等。

二、异物入耳后如何急救

（1）若进入的是固体异物，可在良好照明下，将患耳侧朝着地面，尝试往后下方向牵拉耳郭，倒出异物。

（2）若为液体类，如耳朵进水，可将头侧向患侧，用手将耳朵往下拉，然后用同侧脚在地上跳几下，利用重力让水流出。

（3）如果是昆虫类进入外耳道，可在耳道内滴食用油 3～5 滴，等待数分钟，使虫体失去活力后再看能否将其倒出。

（4）以上方法均未奏效时，建议尽快到医院耳鼻喉科就诊。

三、处理外耳道异物的误区是什么

（1）耳道内滑进圆的物体如小铁珠、玻璃球时，不要擅自用钳子取，因为异物表面光滑，有可能会滑脱，从而使得异物进入耳道深部；也切勿用尖锐物体如牙签或小棉签去掏耳，企图将异物掏出，这样很容易损伤外耳道甚至鼓膜。

（2）切忌用水冲洗耳朵，试图将异物冲洗出来。实际上，首先，以上操作常由于患儿不配合而无法完成。其次，如果患者存在鼓膜穿孔，这类行为只会加重感染或引起耳朵剧痛。最后，如果进入的是碱性物质，如生石灰，用水冲洗可发生化学反应，损伤外耳道皮肤及鼓膜；如果是豆类等遇水膨胀的异物，则会加重症状。

四、如何预防异物入耳

（1）加强对儿童的安全教育，提醒儿童不要将细小物体放入耳朵中。
（2）野外露宿时应加强防护，以防昆虫误入外耳道内。
（3）戒除挖耳不良习惯，以免棉签、火柴棒等物遗留耳内。经常挖耳，刺激外耳道皮肤里的耵聍腺分泌过多耵聍，容易引起耵聍栓塞或外耳道炎，这也容易诱发耳道异物形成。

（郑梓煜）

气道异物阻塞

气道异物阻塞是指异物误入气道，进而引发剧烈咳嗽、呼吸困难，甚至窒息，从而危及生命。气道异物阻塞好发人群是儿童及老年人，误入气道的物品多为精细的小物品，如豆类、糖果等食品，以及假牙、纽扣电池和笔帽等小物件。

一、为什么会发生气道异物阻塞

1）对于儿童来说，发生气道异物阻塞的原因有：
（1）牙齿发育不全，吞咽功能、喉头保护性反射功能不全。
（2）对事物充满好奇心，尤其是具有绚丽颜色的小物件。
（3）进食时嬉笑哭闹，使得会厌打开。
（4）口含小物件的不良习惯。
2）对于成年人，酗酒、进食过急过快，或是昏迷状况下亦有发生气道异物阻塞的风险。
3）对于年老者，咀嚼功能退化、缺齿、喉头保护性反射能力降低，易发生气道异物阻塞；或是因义齿脱落误入气道，进而发生气道异物阻塞。

二、如何快速判断气道异物阻塞的发生

当人发生气道异物阻塞时，表情痛苦，且会不自觉地用手以"V"字型紧贴颈部进行求救！患者轻则剧烈咳嗽、喘憋、无力、呼吸困难、发绀，重则会有"三不"，即不能说话、不能咳嗽、不能呼吸，甚至窒息、意识丧失，从而危及生命。

三、发生气道异物阻塞时如何急救

一旦发生气道异物阻塞，现场急救尤为重要，必须争分夺秒。急救的关键是迅速有效地清除异物，及时解除阻塞。

（一）他救法

1. 意识清醒者的施救方法

急救的关键是第一时间使用海姆立克急救法。海姆立克急救法通过快速冲击腹部，抬高膈肌，增加腹部与胸腔之间的压力，使肺内残余气体涌向气管，使得异物排出。具体操作方法为：施救者站在患者的身后，用双臂环绕患者的腰部；一只手握拳，拳头的拇指一侧对着患者的上腹部；另一只手紧握此拳，快速向上冲击压迫患者的上腹部；重复连续推击，直至异物排出。

注意：对于妊娠后期或过度肥胖者，不宜使用上腹部冲击法，而应改为胸部冲击法。具体方法为：施救者站在患者身后，把上肢放在患者腋下，将胸部环抱住；一只拳的拇指侧放在胸骨中线，避开剑突和肋骨下缘，另一只手握住拳头，向后冲压，直至把异物排出。

2. 意识丧失者的施救方法

应将患者置于仰卧位，行压额抬颏法开放气道。在开放气道时，不主张盲目清除口腔内异物。如能清楚看到患者口中异物或呕吐物，应用手指将其挖出。施救者骑跨在患者的髋部，一只手的掌根部置于患者的上腹部正中，另一只手放在前一只手手背上。快速向上冲击压迫患者腹部，重复连续冲击，直至异物排出。

注意：对于意识丧失的孕妇或肥胖者，应采用卧位的胸部冲击法。施救者跪在患者一侧，将一只手掌根部放在患者两乳头连线的中点处，另一只手重叠于其上，十指交叉相扣，双臂伸直，快速、连续、用力垂直向下冲击。

每冲击 5 次后，检查 1 次患者口腔内是否有异物。若有异物，立即将其取出。

3. 1 岁以内婴儿的施救方法

1 岁以内的婴儿因为胃、肝脏、脾脏相对较大，海姆立克急救法并不适用，适用的急救手法为"拍背压胸法"。先拍背，将婴儿的身体伏在急救者的前臂上，头部朝下，急救者用手支撑婴儿的头部及颈部，用另一只手的掌根拍击婴儿背部和肩胛骨之间的区域，连续 5 次，大约每秒 1 次。若拍背 5 次仍然不能将阻塞物排出，就开始改用压胸法。方法是将婴儿夹紧，翻转过来，令婴儿仰卧在急救员的前臂或大腿上，用手支撑头颈部，婴儿的头朝前、朝下，然后另一只手的中指或食指放在婴儿胸廓上两乳头连线下约 1 指的位置，快速压迫，压迫力度不能太小，深度约为婴儿胸廓的 1/3 或者 1/2，重复压迫 5 次，大约每秒 1 次。

如此反复，每 5 次一交替直至异物冲出。

（二）自救法

成人若发生不完全性气道阻塞，且身边没有抢救者，可迅速进行自救。方法为：仰头伸直脖子，将上腹部向下往坚硬物冲击，如椅背、栏杆或床头，连续向内向上冲击。

四、如何预防异物吸入

（1）不给儿童及吞咽功能不好的老人吃瓜子、豆类、果冻等不容易咀嚼的食物，带核的食物要先把核取出。

（2）养成安静进食的好习惯，不要边吃边说话。

（3）进食时，不要让儿童吵闹、跑跳，更不能逗儿童说话、大笑等。

（4）给儿童喂药，儿童哭闹时不要往口中硬塞药物。

（5）改掉儿童把小玩具、文具等含在口中玩耍的不良习惯，不要给儿童玩容易吸入或吞下的小玩具。

（6）儿童活动范围内，不要存放小物品或危险物品，如硬币、瓜子、花生、小纽扣、图钉、药品等。

（7）老年人意识不清或吞咽时出现咳嗽，建议从胃管等途径给饮食，不要于平卧位给老年人喂食，进食时出现咳嗽容易使食物误入气道。

参考文献

[1] 蔡秀敏,吴卫东,赵清芝,等. 12例老年气道异物阻塞患者的护理[J]. 中华现代护理杂志,2017,23(20):2665-2667.

[2] 郭文琼,赵婉莉,汤志梅,等. 气道异物阻塞急救的教学实践[J]. 中华医学教育探索杂志,2018,17(9):930-933.

[3] 国家卫生健康委员会人才交流服务中心儿科呼吸内镜诊疗技术项目专家组,中国医师协会儿科医师分会内镜专业委员会,中国医师协会内镜医师分会儿科呼吸内镜专业委员会,等. 中国儿童气道异物呼吸介入诊疗专家共识[J]. 中华实用儿科临床杂志,2018,33(18):1392-1402.

[4] 万学红,卢雪峰. 诊断学[M]. 9版. 北京:人民卫生出版社,2024:21-23.

[5] 于学忠,陆一鸣. 急诊医学[M]. 2版. 北京:人民卫生出版社,2021:34-38.

(曹享燕 廖瑾莉)

鱼刺卡喉

鱼肉富含优质蛋白质,是补充蛋白质的优质食材。现鱼肉已成为人们餐桌上的一道美食,但稍有不留意就会发生鱼刺卡喉这一意外。尤其是儿童不会挑鱼刺,而老年人因咀嚼功能退化、牙齿缺失等因素极易发生鱼刺卡喉。

一、如何判断鱼刺卡喉的发生及鱼刺位置

一般卡喉的鱼刺为细软的小鱼刺,或者为大骨头鱼刺。当怀疑发生鱼刺卡喉时,停止吞咽后仍感觉明显疼痛,则判断为鱼刺卡喉。当感觉喉部以上疼痛,则鱼刺位置可能在咽喉部;当感觉喉部以下胸骨后疼痛,则鱼刺位置可能在食管。

二、发生鱼刺卡喉如何急救

一旦发生鱼刺卡喉,不可轻视,亦不必惊慌失措。若鱼刺卡在口腔、舌

根或扁桃体部位时，可尝试对着镜子或在他人帮助下用镊子取出；若鱼刺卡入更深位置，无法看见，且吞咽后有强烈痛感，则需尽快就医。

三、儿童发生鱼刺卡喉怎么办

因为儿童还不会恰当表述，当发生鱼刺卡喉，大部分儿童会以哭闹形式表达不舒服，此时家属应当第一时间实施急救。

（1）立即停止进食，清理口腔残余食物，安抚情绪，以避免哭闹使得鱼刺进入更深位置，引起创伤或感染。

（2）利用手电筒检查儿童口腔或咽喉部，若鱼刺可见，则尝试用镊子取出。

（3）无法取出鱼刺，或怀疑鱼刺在更深位置时，就近到医院的耳鼻喉科或急诊科就诊。

四、鱼刺卡喉的错误处理方法有哪些

（1）吞饭团或者馒头：这反而会使鱼刺被推入更深的地方，甚至划破食管；大骨头鱼刺卡喉时如使鱼刺强行下行，可穿破食管壁，扎进动脉，造成大出血。

（2）喝醋：醋确实可软化鱼刺，但须在醋中浸泡15分钟以上才可有软化的效果，而喝醋时醋仅在咽喉部短时间经过，并不能软化鱼刺。强行喝醋还可能会灼烧儿童的食管黏膜。

（3）使劲咳嗽，或是暴力用手抠喉部催吐，容易使鱼刺转移到更深的位置，导致咽喉部肿胀，不利于后续鱼刺的取出。

（4）抱有侥幸心理，觉得是小问题而迟迟不就医，认为过几天就会缓解，但鱼刺刺伤随着时间的延长易引发感染。

五、鱼刺卡喉有哪些相关注意事项

（1）鱼刺取出后，有部分人仍感觉喉部不适，可继续观察，可能是鱼刺将黏膜划破而产生的不适感。

（2）吃鱼时避免嬉笑打闹，边说话边吃，应细嚼慢咽，注意力集中。

（3）给孩子吃鱼时避开鱼刺较多的部位；选择鱼刺少的鱼类；烹饪方

式可多样化，用油炸或是酥闷的方式，这样可使鱼刺变得酥软，减少鱼刺卡喉的发生。

参考文献

[1] 纪侠. 被鱼刺卡住了怎么办［J］. 人人健康，2023（16）：44-45.
[2] 李少辉，葛荣明. 鱼刺卡喉怎么办［J］. 家庭医学，2015（1）：21.
[3] 秦琼. 鱼刺卡喉该怎么办？［J］. 中医健康养生，2021，7（5）：52-53.

（曹享燕）

烧烫伤

全世界每年有超过30万人死于烧烫伤，其中90%发生在低中等收入国家。我国是发展中国家，每年有大量烧烫伤患者被收治入院。因此，如何及时、正确、有效地处理是提高烧烫伤救治成功率，降低致残率和死亡率的关键。烧烫伤是过热物体或者是过热作用对人体产生的急性皮肤损伤。若能及时为烧烫伤患者进行急救并做好日常护理，将有效促进患者恢复，降低烧烫伤带来的健康损害。

一、烧烫伤的原因有哪些

烧烫伤的原因有很多，须明确烧烫伤的原因，再进行相应的急救，烧烫伤的具体类型及原因有：

（1）干烧伤：由接触火焰、热的物体，或摩擦所致。
（2）烫伤：由接触蒸汽、烫的液体所致。
（3）电烧伤：由接触低压电、高压电、闪电所致。
（4）化学烧伤：由接触工业化学品、家用化学品和化学试剂，或吸入烟雾或腐蚀性的气体所致。
（5）放射性烧伤：由晒伤、过度暴露于发出紫外线的太阳灯下、暴露于放射线下所致。

二、如何评估烧烫伤的严重程度

烧烫伤的严重程度取决于受伤组织的范围和深度，不同程度的烧烫伤对伤者的伤害程度不同。轻度烧烫伤只会造成患者皮肤红肿及发热，重度烧烫伤可能会造成患者休克、损坏神经组织，严重的甚至可能会对患者的肌肉以及骨骼造成伤害。烧烫伤深度可分为Ⅰ度、浅Ⅱ度、深Ⅱ度和Ⅲ度。

（1）Ⅰ度烧烫伤：又称红斑烧伤，仅伤及表皮浅层，创面发红，触痛。

（2）浅Ⅱ度烧烫伤：伤及表皮的生发层甚至真皮乳头层，有大小不一的水疱形成，去疱皮后，创面基底潮红、湿润、水肿。

（3）深Ⅱ度烧烫伤：伤及皮肤真皮层，表皮下积薄液或水疱较小，疱壁较厚，去疱皮后，创面稍湿，基底苍白与潮红相间。

（4）Ⅲ度烧烫伤：伤及皮肤全层，可达皮下、肌肉或骨骼，创面无水疱，无弹性，干燥如皮革样或呈蜡白、焦黄色甚至炭化成焦痂，痂下创面可见树枝状栓塞的血管。

三、烧烫伤后如何急救

（1）立即脱离热源，同时要脱去燃烧衣物，就地翻滚或跳入水中；可用棉被、毛毯隔绝灭火，不要跑或用手扑打灭火。热液浸渍的衣裤，可以冷水冲淋后剪开取下，强力剥脱易撕脱水疱皮。

（2）用大量流动的清水（15～20 ℃）冲洗创面15分钟以上，进行冷却降温。冷却后，尽可能保持创面的干燥清洁，可使用消毒纱布或干净布类覆盖创面，避免污染和进一步损伤。切忌自行使用任何有色药液（如红药水、紫药水），以免影响医生对烧烫伤深度的判断。注意：不宜使用冰块直接冰敷或将创面浸泡于冰水中，以防血管过度收缩导致组织坏死。

（3）重度烧烫伤患者可能会出现发热、口渴等症状，为了避免患者休克，可为其提供适量淡盐水。患者不得在短时间内饮用大量白开水或饮料，以免引发肺水肿或脑水肿等并发症，增加死亡风险。

参考文献

［1］安俊红，成耀荣. 烧烫伤的急救与护理［J］. 人人健康，2013（18）：28 – 29.

［2］罗茉莉，郑建锋. 实践教学中如何快速准确计算烧伤面积［J］. 当代护士（上旬刊），2019，26（4）：158 – 159.

[3] 孙林利,陈丽娟,程雨虹,等. 2018 年《ISBI 烧伤处理实践指南(第 2 部分)》解读[J]. 护理研究,2020,34(8):1305-1310.

[4] 王月兰. 烧烫伤患者的急救和日常护理[N]. 大众健康报,2022-08-11(19).

(游华丽)

猫抓/咬伤

近年来,随着人们生活水平的提高,家养猫逐年增多,猫抓/咬伤的人数也急剧增多。在中国,猫抓/咬伤占所有动物抓/咬伤的 5%~20%。猫抓/咬伤与犬抓/咬伤的流行病学也不同,这使得我们需要掌握被猫抓/咬伤后的正确处理方式。猫通常是通过它们的牙或爪造成伤口。有数据显示,女性和成人更易被猫抓/咬伤,且 89% 的猫抓/咬伤是猫受激惹导致。

一、猫抓/咬伤有哪些表现

猫抓伤通常发生在面部或者上肢,绝大多数的猫咬伤涉及上肢。由于猫具有细长锋利的牙齿,因此伤口一般不会撕裂或有大范围,但应特别注意深部穿刺伤。这类穿刺伤发生在手部时,细菌可被接种至手部间隙、骨膜下或关节内,导致手部间隙感染、骨髓炎、脓毒性关节炎,甚至是脓毒血症,导致死亡。

猫抓/咬伤和犬抓/咬伤一样,容易造成狂犬病毒、破伤风梭菌的传播,所以需要我们重视。野生猫因为环境的影响,更容易成为各类细菌、病毒的携带者。例如,猫抓病是由汉赛巴尔通体感染导致的一类淋巴管疾病,猫是汉赛巴尔通体的主要储存宿主。

二、猫抓/咬伤后如何急救

(1)用肥皂水和流动清水充分清洗伤口,冲洗 15 分钟以上,及时使用皮肤消毒液完全消毒伤口。

(2)伤口一般不予缝合或包扎,不涂软膏等不利于伤口排毒的药品,消毒后保持伤口开放。

（3）要尽快前往医院就诊，按医生要求注射破伤风抗毒素、狂犬病疫苗等，寻求专业医生的评估治疗。

注意：猫抓伤与猫咬伤一样危险，应按照猫咬伤同等程度处理，切不可掉以轻心。

三、如何防范猫抓/咬伤

（1）尽量减少与野生猫的接触。

（2）猫通常不会主动攻击人，应避免激惹野生猫，特别是不要试图抱走猫的幼崽，此类行为可能会使猫追赶攻击人。

（3）提高防范意识。将猫作为宠物的人群，应提高自身防范意识。儿童更要注意，家长须做好必要的健康教育和防范教育。

（4）学习育猫相关知识，建立人和猫信任的养育环境。尽量避免激惹宠物猫。

（5）定期为宠物猫接种疫苗，减低伤害发生后的不良影响。

（6）尽量前往专业的机构，寻找专业的人员进行宠物猫护理，如给宠物猫修剪指甲、洗澡等。

参考文献

[1] 陈瑞丰，王立秋，黄立嵩，等．犬与猫咬伤创口特点及感染的研究[J]．转化医学杂志，2013，2（4）：219-221．

[2] 中国医学救援学会动物伤害救治分会专家组．动物致伤专家共识[J]．中国急救复苏与灾害医学杂志，2018，13（11）：1056-1061．

[3] 周航，李昱，陈瑞丰，等．狂犬病预防控制技术指南（2016版）[J]．中华流行病学杂志，2016，37（2）：161-188．

[4] World Health Organization. WHO expert consultation on rabies, third report. WHO technical series report no. 1012 [R]. Geneva：WHO, 2018：183.

（周旭）

犬抓/咬伤

犬抓/咬伤对人体所造成的伤害，除一般的化脓性感染外，还可引起狂犬病、破伤风、气性坏疽等特殊感染。我国每年犬抓/咬伤人数超过 1 200 万。犬抓/咬伤是狂犬病毒传播的最主要方式。狂犬病的死亡率几乎为 100%，目前尚无检测手段可在出现临床症状前诊断人是否感染狂犬病；若不出现恐水、怕风等特异性的狂犬病体征，可能难以做出临床诊断。因此，对狂犬病的预防显得极其重要。

一、何为狂犬病

狂犬病是由狂犬病毒感染引起的一种潜在致命的中枢神经系统感染，可引起急性脑炎或脑膜脑炎的一种动物源性传染病。

狂犬病毒在自然界的储存宿主包括犬科、猫科和翼手目动物，狐、狼、豺、鼬獾、貉、臭鼬、浣熊、猫鼬和蝙蝠等也是狂犬病毒的自然储存宿主，均可感染狂犬病毒成为传染源，进而感染猪、牛、羊和马等家畜。禽类、鱼类、昆虫、蜥蜴、龟和蛇等不感染和传播狂犬病毒。狂犬病毒可存在于感染动物的唾液里，在动物间互相撕咬时，或感染了狂犬病毒的动物在咬或抓伤人、舌舔人黏膜或皮肤破损处时，通过唾液传播。病毒不会侵入没有损伤的皮肤。

我国的狂犬病主要由犬传播（99%），家犬可以成为无症状携带者。狂犬病发病表现为特异性恐风、恐水，严重的咽喉肌痉挛，全身肌肉逐渐麻痹、瘫痪直至死亡。狂犬病的潜伏期通常为 1~3 个月，极少超过 1 年，但可短至几天或长达数年。发病后病程进展迅速，患者通常在数天至 2 周内死亡，死亡率接近 100%。

二、犬抓/咬伤后如何正确处理

（1）及时拨打"120"急救电话以寻求帮助或尽快送伤者前往有狂犬病疫苗的医院。

（2）第一时间用肥皂水（或其他弱碱性清洗剂）和一定压力的流动清水交替清洗每一处伤口至少 15 分钟。

(3) 接着用生理盐水冲洗伤口以避免肥皂液或其他清洗剂残留。

(4) 彻底冲洗伤口后及时用稀碘伏、苯扎氯铵等消毒剂或其他具有灭活病毒效力的皮肤黏膜消毒剂涂擦或消毒伤口内部。

(5) 伤口一般不予缝合或包扎，不涂软膏或粉剂等不利于伤口排毒的药品。

(6) 对于有活动性出血或伤口很深且破溃范围大的伤口，在充分的清洗消毒后，可以使用纱布压迫止血，即用纱布覆盖伤口，再使用压力绷带予以包扎。

(7) 狂犬病的预防与处置应在被抓/咬伤后立即开始，原则上越早越好，所以要尽快前往医院注射狂犬病疫苗、狂犬病免疫球蛋白或破伤风抗毒素等。

三、如何防范犬抓/咬伤

(1) 对家养宠物犬，要尽量避免激惹。不养明令禁止的犬种，避免养烈性犬、大型犬。

(2) 不接触陌生的犬。无论犬种、大小，在犬靠近我们的时候，尽量避开、远离，保持警惕。

(3) 不要拿走犬或犬主的东西，因为犬具有很强的领地意识，此类行为可能会激惹犬类，触发它们的攻击行为。

(4) 当有犬靠近时，不要慌张，更不要因害怕而逃跑，尽量站在原地，慢慢移动，避开犬。如果我们逃跑，犬可能会试图追赶，也可能以攻击性的方式咬人或者以玩耍的方式试图撕咬。

(5) 当受到犬攻击时，应拿东西塞到自己与犬中间作为缓冲。切勿持续打犬，持续激惹犬。

(6) 犬主在遛犬时，要为犬戴好项圈和嘴套，尽量远离人多的地方。

参考文献

[1] 陈瑞丰，王立秋，黄立嵩，等. 犬咬伤创口清创的研究 [J]. 中国急救复苏与灾害医学杂志，2010，1 (5)：23-24.

[2] 中国医师协会急诊医师分会，中国人民解放军急救医学专业委员会，北京急诊医学学会，等. 中国犬咬伤治疗急诊专家共识（2019）[J]. 解放军医学杂志，2019，44 (8)：636-642.

[3] 中国医学救援学会动物伤害救治分会专家组. 动物致伤专家共识 [J].

中国急救复苏与灾害医学杂志，2018，13（11）：1056-1061.
[4] World Health Organization. WHO expert consultation on rabies, third report. WHO technical series report no.1012 [R]. Geneva：WHO，2018：183.

（周旭）

电击伤

电击伤，俗称触电，是指人体直接接触电源，电流进入人体后，电能转变为热能从而造成深部组织（肌肉、神经、血管等）的伤害。触电除了电热作用外，还有电场矢量作用，使得细胞内带电的生物大分子发生迁移，从而导致重要脏器（心脏、肾脏等）的损伤。触电严重时可导致全身烧焦，甚至心搏骤停。

一、如何辨识电压、电流

人体安全电压范围：通常认为，交流电电压低于50 V或直流电电压低于120 V对人体是安全的，超过这个范围就有可能对人体造成伤害，具体情况取决于电流大小、接触时间等因素。

家庭或办公环境中常用的电压为220 V，这是我们国家最常见的交流电标准电压。工业中使用的电压通常为380 V，部分特殊设备可能使用更高的电压，如660 V或1 kV。而常见高压输电线路所产生的电压通常在10 kV及以上，如10 kV、35 kV、110 kV、220 kV，甚至达到500 kV。

触电发生后，有些人会感觉肌肉痉挛、锁定，即肢体被吸附在电流经过的地方，这种情况即低电压高电流的交流电触电。而有些人触电后会突然被抛出去后坠落，即直流电触电，此现象是因为肌肉突然强烈收缩，易导致骨折，严重者会导致脊髓损伤。

二、他人触电，怎么实施救援

牢记三步骤：关闭电源，挑开电线，移开伤者。
在确保自身安全的前提下，施救者站在干燥的绝缘物上，立即关闭电源开关或拔掉电源插头；用干燥的木棍、树枝等绝缘物品使伤者与电线分开；将伤者转移到安全干燥的地方，查看触电者的生命情况。

查看触电者意识是否清醒，有无呼吸、脉搏，若触电者呼吸、脉搏停止，立即给予心肺复苏，并拨打"120"急救电话，等待进一步救援。

三、自己触电，怎么办

在触电的最初几秒，人的意识并未完全丧失，这时候可尽快脱离电源以自救。若接触到带电的电线，另一只手立即抓住绝缘处使电线脱离人体，从而脱离电源；若电源固定在墙上，触电者在短时间内用脚用力蹬墙，身体向后倒，借助力的反作用脱离电源。

四、遇到垂落的电线如何逃离

如果不小心走到垂落的电线附近，双脚有轻微麻痹时，不可奔跑逃离，应立即停止前进，同时抬起一只脚，使流过身体的电流回路被切断，单脚跳开，直到跳至离电线落地点8米外，远离危险区域，拨打"110"，等待专业人员来处理。

注意：高压电线安全距离为8～10米，低压电线安全距离为1米以上。

五、如何预防触电

（1）规范用电：远离"三无"电器，不用劣质家用电器及插座，不随意拆卸或安装电源线路、插座等。

（2）安全用电：用电后及时关闭电源，湿手时不接触电器，不用湿抹布擦拭电源或电器开关。

（3）定期检查：注意裸露或破损的电线，如有破损及时更换、维修。

（4）雷雨天要留意：勿在树底下、铁棚屋下避雨，勿在积水中蹚水前行。

（5）远离高压线：勿在高压电线下垂钓，远离掉落的高压电线，如有发现立即通知专业人员处理。

（6）安全教育：教导孩子远离电源，不可用手或是易导电物品接触、探试电源插座内部；避免儿童独自玩耍，以免孩童因为好奇心随意拉动电线或插座而导致触电。

(7) 牢记绝缘：救助他人时，牢记用绝缘物分离触电者及电源。

参考文献

[1] 李绪阳. 院前急救对电击伤致心跳呼吸骤停人员的效果评价 [J]. 中国医药指南, 2019, 17 (22): 127-128.

[2] 习双. 电击伤患者临床观察及护理要点研究 [J]. 世界最新医学信息文摘, 2018, 18 (90): 251.

[3] 徐冬梅. 重度电击伤患者的院前急救与护理 [J]. 中国医药指南, 2016, 14 (33): 282.

[4] 佚名. 发生触电事故怎么办 [J]. 生命与灾害, 2023 (6): 47.

[5] DHARANINDRA M, POTHINENI R B, GONTLA D K, et al. Successful management of an occupational high-voltage electric injury associated with high-risk factors and a clinically significant arrhythmia [J]. Cureus, 2023, 15 (7): e41940.

（曹享燕）

第四章 外伤急救

出　血

一般成年人的血量为体重的7%～8%，当失血量超过血量的15%时，血压降低，人会出现口渴、冒冷汗等症状；当超过40%时，生命就会受到威胁，出现意识不清、休克等症状。因此，在创伤急救中，快速止血最为重要。

一、出血有哪些急救方法

止血的原理是在出血部位施加压力，降低血流速度而促进凝血。少量出血时，可以在伤口部位贴上创可贴，用手指压迫创可贴表面1分钟进行止血，等伤口止血后再进行消毒；出血较多时，临床上常用四种方式，包括指压止血法、加压包扎止血法、止血带止血法、填塞止血法等。现场救护顺序为：

1）救护人员清洁双手及戴上手套，以降低伤员二次感染机会，同时做好自身防护。

2）观察伤口。

（1）观察伤员伤口的浅表处是否有异物，条件允许的话可用棉签、镊子或生理盐水冲洗伤口，取出微小异物。

（2）如果异物较大或所处位置较深，则不应贸然取出，以免造成更严重的出血或损伤周围组织，应迅速前往医院就诊。

3）根据伤口情况选择合适的止血方法。

4）包扎。

二、常用的止血方法有哪些

（一）指压止血法

指压止血法是用手指、手掌或拳头压迫伤口近心端动脉，以阻断动脉血运，达到临时止血的目的。

（二）加压包扎止血法

加压包扎止血法是外伤出血时最先考虑的方法，此方法简单易行，身体各处伤口均可使用。操作方法分为三步：

（1）让伤者坐下或躺下，抬高受伤部位。

（2）用消毒纱布或干净透气、无黏性、吸水性好的临时敷料覆盖伤口，急救者用手直接在纱布上施压5～10分钟。

（3）止血后，用绷带、三角巾或布条、手帕等紧紧缠绕、包扎伤口。

（三）止血带止血法

止血带止血法适用于四肢大出血的急救，通过压迫血管阻断血流来达到止血目的。使用止血带止血法须注意以下几个方面：

（1）使用止血带进行止血，原则上不要超过1小时。长时间使用止血带需要注意，止血带不能直接接触皮肤，要在止血带与皮肤之间垫上一块纺纱，以防压伤。

（2）长时间使用止血带止血，应每隔半小时松解止血带30分钟，用标签记录时间。包扎后的肢体不要下垂，应尽量抬高，并观察肢体末端的循环情况（包括肢端是否温暖，肢端动脉搏动是否可触及，肢端皮肤颜色是否红润等）。若伤员疼痛、肿胀厉害，感觉麻木，应及时松开止血带检查是否包扎过紧。

（四）填塞止血法

填塞止血法适用于伤口较深、出血严重时，还可直接用于不能采用指压止血法或止血带止血法的出血部位。在家庭急救中常用于鼻出血。

三、如何包扎

包扎是急救中保护伤口以及预防伤口细菌感染的重要途径之一。包扎的作用还包括：固定敷料及骨折部位，防止二次损伤；压迫止血，减轻患者疼痛；保护肌肉血管、神经等重要解剖结构；便于进一步转运救治等。包扎常用绷带、尼龙网套及三角巾，若家中没有这些材料，紧急情况时也可选择干净的衣服或者毛巾等。包扎的顺序为：

（1）包扎前做好个人防护，先处理伤口（如清洗、消毒）再包扎。

（2）禁止将脱出体外的内脏还纳，保持伤肢体处于发挥最佳功能活动的体位，即功能位，上肢一般为屈曲位，下肢为伸展位。

（3）从远心端向近心端包扎，以利于血液回流。包扎四肢时，应将指（趾）端外露，以便于观察血液循环。

（4）包扎要松紧有度，使伤肢维持良好的血液循环，当包扎过紧时立即松解，重新包扎。

（5）打结固定的位置应于肢体外侧，不能在伤口、骨突及身体易于受压的部位（如骶尾部）打结。

注意：包扎异物存留的伤口时，应首先将异物固定，并用纱布做好四周保护，然后再包扎伤口。如果伤员被固定的利器刺入，如建筑物裸露的钢筋，则应在尽量靠近肢体的部位将异物切断，然后迅速送医院急救，不要擅自拔除刺入人体的异物。

参考文献

[1] 石子坚. 警察现场急救系列之二：止血、软组织损伤与包扎 [J]. 公安教育，2010（7）：39-41.

[2] 佚名. 家庭必备急救手册（五）：创伤止血篇 [J]. 家庭科技，2015（9）：44-45.

[3] 张波. 桂莉. 急危重症护理学 [M]. 4版. 北京：人民卫生出版社，2017：323-327.

[4] 张晶晶. 争分夺秒的外伤止血与包扎 [J]. 食品与健康，2023，35（7）：8-9.

（陈晓丽）

骨　折

骨折一般分为闭合性和开放性两类。闭合性骨折的皮肤和软组织相对健康，骨折末端尚未与外界相通；开放性骨折是指骨折部位有伤口，伤口的末端已经与外界相通。患者发生骨折后，伴有肿胀、疼痛、行动受限等情况。一般发生骨折时，如果伴有出血情况应该先做止血处理，清洗、消毒伤口后再进行包扎，以避免伤口长时间暴露而引发感染；紧接着再对重要部位的骨折处进行必要的固定处理。概括来说，骨折的处理除了止血、包扎，还包括固定、搬运。

一、骨折患者如何固定处理

恰当的固定处理可以帮助患者减轻骨折对周围软组织的损伤，减轻患者的疼痛，有利于后期骨骼的愈合，在搬运过程中对保护骨折处及避免并发症的出现有着重要作用。

（一）固定工具的选择

不同部位的固定方法不同，固定骨折的夹板等材料可以因地制宜，比如擀面杖、木板、衣服等都可以作为固定材料使用。

（二）不同部位骨折的固定方法

1）四肢骨折固定：包括固定骨折处上下的两个关节，避免移位。

（1）固定上肢，可采用悬吊等方式，以便于固定骨折位置和促进康复。

（2）固定下肢，可采用石膏固定等方法，但应注意骨隆突处的处理工作，避免造成周围组织的损伤。

2）脊柱骨折固定：要使头与躯干呈直线，可在颈部两侧放沙袋，避免脊柱错位，不利于固定和复位。

3）肋骨骨折固定：

（1）肋骨骨折无呼吸异常的患者，可用宽胶带重叠固定。

（2）肋骨骨折伴呼吸异常的患者，要在其受伤部位放一软垫，后可使用三角巾将伤侧的手臂托起，然后使用宽胶带固定好伤臂；取半坐卧位，及时清理呼吸道分泌物，确保有效供氧。

4）针对开放性骨折并伴有皮肤破口的患者，考虑到其出血情况，可使用消毒纱布予以压迫，之后再将夹板固定在纱布外面。若患者的血止不住，可使用止血带，但要做好止血时间的标注。注意不可把外露的骨折端推入伤口内，以防止伤口深部感染。

二、如何搬运骨折患者

搬运骨折患者的方法有：

1）背负法：多用于骨折患者不能行走且搬运人员只有一人时。对于神志无障碍的患者，采用常规背负法即可；对于神志不清的患者，在背负时搬运人员须交叉、紧握患者双臂，避免患者在搬运过程中左右摇晃。

2）抱持法：搬运人员一手抱住患者背部，另一手将患者大腿托起。

3）拖拉法：如果患者骨折严重，一个人无法搬动患者时，搬运人员可以从患者后面抱起患者。

4）双人拉车法：需要两名搬运人员协同，一人站在患者头部位置，双手置于患者腋下，将其抱入怀中；另一个人站在患者两腿之间，托起患者双腿；两人将患者托起至同一平面，将患者搬运走。

5）双人搬运法：两名搬运人员面对面站立，同时伸出一只手放置于患者大腿下与另一人手拉手握紧，另一只手彼此交替搭在患者肩部，将患者托起。

6）特殊伤员搬运方法：

（1）腹腔脏器脱出伤员的搬运：将伤员双腿屈曲，腹肌放松，防止内脏继续脱出。已脱出内脏禁止回纳至腹腔，以免感染。取腰带或者三角巾做成略大于脱出物的环形圈，围住脱出的内脏，再用大小合适的碗或者其他合适的替代物将内脏和环形圈一并扣住，最后用腹部三角巾包扎法包扎。

（2）骨盆骨折伤员的搬运：搬运前先固定伤员骨盆，三名救护者于伤员的同侧下蹲，一人位于伤员胸部，一人位于伤员腿部，一人专门保护骨盆。三人同时双手平伸，同时用力，抬起伤员，放于硬板担架并固定。伤者膝微屈，膝下加垫，骨盆两侧用沙袋或衣物等固定，防止途中晃动。

（3）脊柱、脊髓损伤伤员的搬运：搬运此类伤员时，应保持伤员脊柱伸直，严禁颈部与躯干前屈或扭转。对于颈椎伤的伤员，一般由四人一起搬运，四人均单膝跪地，一人在伤员的头部，双手掌抱于头部两侧，轴向牵引颈部；另外三人在伤员的同一侧（一般为右侧），分别在伤员的肩背部、腰臀部、膝踝部，双手掌平伸到伤员（身体下）的对侧；四人同时用力，保持脊柱为中立位，平稳将伤员抬起，放于脊柱板上，上颈托后再用带子分别将伤员胸部、腰部、下肢固定于脊柱板上。对于胸、腰椎伤的伤员，可由3人于伤员身体同侧搬运，方法与颈椎损伤伤员相同。

（4）身体带有刺入物伤员的搬运：应先包扎伤口，妥善固定好刺入物后方可搬运。搬运途中避免震动、挤压、碰撞，防止刺入物脱出或继续深入。刺入物外露部分较长时，应有专人负责保护。

参考文献

[1] 段清. 骨折后的搬运需要了解这些 [J]. 家庭生活指南, 2020（7）：164－165.

[2] 付文芹. 家人骨折不要慌, 治疗护理看此方 [J]. 家庭生活指南, 2023, 39（6）：108－109.

[3] 李阳. 创伤性骨折患者急性应激障碍的影响因素分析 [D]. 唐山：华北理工大学, 2016.

[4] 王江琴. 肋骨骨折的家庭急救方法 [J]. 家庭生活指南, 2020（2）：27.

[5] 张波, 桂莉. 急危重症护理学 [M]. 4版. 北京：人民卫生出版社, 2017：336－339.

（陈晓丽）

踝关节扭伤

踝关节扭伤（俗称崴脚）是日常生活中常见的损伤性疾病。据统计，中国每天每万人中，就有一人发生急性踝关节扭伤。过度的运动，走路姿势不正确，鞋子不合脚，路面不平等原因，都可能会导致人们出现突然的崴脚、扭伤等情况。

一、踝关节扭伤是怎么回事

踝关节俗称脚脖子，该关节是由胫骨和腓骨下端在距骨之上形成的关节，踝关节两侧关节囊较紧、前后关节囊较为松弛，四周有韧带加强。由于外侧韧带的强度较弱，而且内踝较短，所以很容易在运动过程中导致足内翻，对外侧副韧带造成损伤，也就是我们所说的踝关节扭伤。

踝关节扭伤并非小事，如果早期处理不当，轻则遗留慢性疼痛，重则导致创伤性踝关节炎、慢性踝关节不稳等后遗症，不仅会影响日常基本活动，还可能无法完全恢复。

二、踝关节扭伤有哪些表现

（1）踝关节内侧或外侧肿胀，剧烈疼痛，活动受限，跛行或不能行走。

（2）皮下瘀斑，局部按压时疼痛明显。

（3）足内翻或活动后疼痛加剧。

三、踝关节扭伤后应该怎么做

发生踝关节扭伤时，应立即至医院急诊处理，并按POLICE［保护（protect），适当负重（optimal loading），冰敷（ice），加压包扎（compression），抬高患肢（elevation）］原则进行处理。

（1）保护：及时休息，受伤后72小时内停止受伤部位的运动。继续活动会加重踝关节肿胀。可用手杖、腋杖、轮椅等辅助行走。

（2）适当负重：在扭伤后数天进行关节活动度锻炼，并给予适当的负重，循序渐进地进行，可以促使踝关节扭伤更快恢复。建议找专科医生进行咨询。

（3）冰敷：用冰袋敷于肿痛最显著的部位，有止血、减轻肿胀和疼痛的作用，建议每次可以敷10～15分钟，间隔时间2～3小时，建议急性期（一般指损伤后24小时内）持续进行。如果现场没有冰袋，可以用冷水冲洗，条件允许后再用冰袋冰敷。

（4）加压包扎：使用弹力绷带包扎受伤的踝关节，以提供支撑和减轻疼痛。包扎不要太紧，以免影响血液循环。

（5）抬高患肢：要把受伤的那条腿抬高，高于心脏水平，可以促进下肢静脉回流，减轻局部组织血管压力，减少出血和组织液渗出，达到止血镇痛的目的。

四、如何判断骨折或韧带断裂

（1）骨折：踝关节受伤后，按压踝关节，如果只有按压的部位疼痛，则骨折的可能性不大。如果按压外踝部位，疼痛向小腿放射，或踝关节上方某个部位出现新的痛点，很有可能发生了骨折。

（2）韧带断裂：踝关节受伤时，如果听到一个清脆的响声，说明韧带可能发生了断裂。如果没有听到响声，但活动踝关节时关节有明显的松动，也说明韧带有可能发生了断裂。

以上情况应及时就医。

五、如何预防踝关节扭伤

（1）日常选择光线充足的道路行走。

（2）运动前穿宽松的运动服装，着合脚的运动鞋，清除运动场地的障碍物；进行充分的准备活动，踝关节力量训练、本体感觉训练等有助于提高踝关节稳定性，应注意运动的方式、技巧。

（3）在进行高风险活动期间，使用踝部支撑器可以提供额外的稳定性。

六、温馨小贴士

（1）踝关节扭伤后不要立即用红花油等药物揉搓患处，或者按摩、热敷，误以为这样可以让瘀血消散得快一点，这样做反而会让肿胀更严重。扭伤72小时后才可涂上红花油、活络油或者酒精按摩消肿、活血化瘀。

（2）冰敷时不要用冰袋直接接触皮肤，可将冰袋包裹在毛巾中再进行冰敷，避免冻伤。

参考文献

[1] 胡亚平，乔松义，孟祥奇. 急性踝关节扭伤的研究治疗进展［J］. 世界最新医学信息文摘，2019，19（80）：94－95，98.

[2] 陶西凯. 脚踝扭伤的正确处置［J］. 江苏卫生保健，2022（2）：20.

[3] 佚名. 脚踝扭伤 记住"POLICE"处理原则［N］. 健康报，2017－07－08（4）.

[4] DELAHUNT E, MCGRATA A, DORAN N, et al. Effect of taping on actual and perceived dynamic postural stability in persons with chronic ankle instability［J］. Archives of physical medicine and rehabilitation，2010，91（9），1383－1389.

［5］ KAMINSKI T W, HERTEL J, AMENDOLA N, et al. National Athletic Trainers' Association position statement: conservative management and prevention of ankle sprains in athletes ［J］. Journal of athletic training, 2013, 48（4）: 528 – 545.

［6］ KERKHOFFS G M, VAN DEN BEKEROM M, HDERS L A. Diagnosis, treatment and prevention of ankle sprains: an evidence-based clinical guideline ［J］. British journal of sports medicine, 2012, 46（12）: 854 – 860.

（金求青）

断指（肢）

随着现代科技的发展，机器渐渐取代人力资源作业。随着工农业生产器械的广泛应用，因机械、交通事故和其他原因造成指（肢）断离的情况屡见不鲜。随着显微外科技术的不断发展和提高，利用先进的显微外科器械及高新的修复技术可将断离的指（肢）体接活，但现场急救是否得当，对指（肢）体再植成活有很大影响。急救措施错误或断离的指（肢）保存不当，就会导致终身残疾甚至危及生命。

断指（肢），多由利器及机械切割、压砸、牵拉所致。断指（肢）特点为皮肤软组织、骨质、神经、肌腱、血管均离断。断指（肢）按严重程度可分为完全性断指（肢）和不完全性断指（肢）。

一、断指（肢）有哪些表现

（1）利器及机械损伤者，创面整齐、清晰，断肢完好，出血。

（2）碾锉性离体创面组织模糊，有大量的异物附着。

（3）疼痛剧烈，肿胀，肢体离断部位出血量大，短时间可见出血性休克。

二、断指（肢）后如何急救

（一）取出断指（肢）

若手指、上臂、前臂以及大腿、小腿被机器卷入，须立刻停止机器运转，将机器拆开后搬运下伤员，禁止采用倒转机器的方式救下伤员，避免指（肢）体的再度损伤，影响断指（肢）再植的成功率；若肢体还有一部分组织被挤压在机器齿轮与转轴之间，不得急躁地割开或者撕断组织，避免造成无法弥补的伤害。

（二）止血

（1）对断指（肢）残端进行处理，用清洁敷料进行加压包扎，防止伤口与血管的持续大出血。

（2）指（肢）体的近端最好不要用止血带，以免未及时松开止血带而使远端组织缺血坏死；或者避免在长时间使用止血带后突然松解，易引起休克。

（3）出血控制不住时，则须用止血带止血，每小时须将止血带放松10～15分钟，放松时用手指压住近侧的动脉主干，尽可能减少出血。禁止使用铁丝或者绳索等捆扎止血，避免出现缺血性坏死或挛缩。

（三）包扎

用无菌敷料或清洁布类（勿用卫生纸）包扎伤口，防止伤口进一步污染。伤口内不要涂用药水或敷消炎药物。

（四）固定

（1）无论是否有明显骨折均须适当固定，以减轻疼痛，避免转运过程中加重组织损伤。固定的器材可就地取材，如硬纸板、木板以及铁片等。

（2）对于不完全断离的指（肢）体，在运送前用托板或者夹板固定好伤指（肢），避免再度损伤。

（五）转运

把断指（肢）用干净的布巾或者无菌敷料包裹后，用塑料薄膜密封。有条件者尽量冷藏保存，然后连同伤员一起迅速送往医院进行再植手术。在运输途中伤员应平卧，并抬高伤肢。

三、断指(肢)如何保存

一般采用干冻法保存为好,尽快就医,越早越好,最好在 4 小时内进行治疗,6～8 小时内完成再植手术。断指(肢)在常温下能存活 4～6 小时,冷藏则能存活更长时间。

(1)包裹法:如距离医院较近,或者是在寒冷的冬天,可用无菌纱布包裹好断指(肢),尽快就医。

(2)冷藏法:用多层(建议 8 层以上)纱布或者清洁布类包好断指(肢)后放入无孔的塑料袋内,密封好后,再放到适当的加盖容器里(没有容器时可用塑料袋代替),周围放上冰块、冰棍或者冰矿泉水。

注意:①切记断指(肢)不可以和冰块或冰水直接接触,也不能用任何液体浸泡。②如果断指(肢)污染严重,应先用生理盐水冲洗,再按上述方法保存。

四、温馨小贴士

(1)如果没有无菌纱布可用随身或方便获取的清洁类手绢、衣物或者毛巾包裹。

(2)不要用卫生纸覆盖伤口,这样会增加后期清理创口的困难,增加感染的风险。

(3)不要为了清洁、消毒而用自来水冲洗断指(肢),或将断指(肢)泡在酒精里。

(4)应在尽量低的温度下保存断指(肢),0～4 ℃是最佳的;但应避免冷冻,冷冻会导致组织冻伤。

参考文献

[1] 宫会全,田宇,李楠,等. 深低温保存技术在断指再植中的实验性研究[J]. 现代医学与健康研究,2019,3(4):124-125.

[2] 黄薇. 断指(肢)现场急救的注意事项[J]. 健康向导,2015,21(4):31.

[3] 项芳,吴祥娜,吴蓓茸,等. 务工人员断指现场急救知识需求调查及培训效果评价[J]. 中国实用护理杂志,2014,30(6):69-70.

[4] 佚名. 断指(肢)急救处理方法[J]. 农家之友,2016(11):41.

[5] 张志伶. 断指再植的急救与护理 [J]. 基层医学论坛, 2014, 18 (36): 4977-4976.

(金求青)

牙齿脱落

牙齿脱落是一种常见的口腔创伤, 是指牙齿受外力作用而偏离以致脱离牙槽窝者, 包括移位、半脱位、嵌入深部、完全离开口腔, 常常由于外力撞击、摔倒、交通事故等意外情况引起。据统计, 外伤性牙损伤的全球患病率为10%~15%, 其中冠折和牙齿脱位最常见。当发生牙齿脱落时, 应该立即采取急救措施, 以减少对口腔和全身的影响。

一、什么情况下容易发生牙齿脱落

据统计, 男性的外伤性牙齿损伤患病率高于女性, 年龄较小和肥胖也被认为是导致外伤性牙齿损伤发生概率较大的因素。在口唇闭合不全、前牙开咬和牙齿前突的人群中, 牙齿损伤的发生率也较高。在导致外伤性牙齿损伤的因素中, 最主要的是跌倒、与他人玩耍、运动和打架。

二、牙齿脱落有什么表现

根据外力方向, 可有牙脱出、向根尖方向嵌入或唇（舌）向移位等情况。

(1) 牙部分脱位: 常有疼痛、松动和移位等表现, 龈缘可能渗血, 同时因患牙伸长而出现咬合障碍。

(2) 牙向深部嵌入: 牙冠变短, 其面或切缘低于正常。

(3) 牙完全脱位: 可见牙完全离体或仅有少部分软组织相连, 牙槽窝内空虚。

三、牙齿脱落了该怎么办

临床上，部分牙脱落经及时复位和固定，配合根管治疗，可望愈合，不致影响咀嚼功能。如无牙槽骨炎症、折裂，应尽早进行牙再植。完全离体牙在离体 6 小时以内，且该牙的牙槽骨无炎症，可先在体外行根管治疗及根尖部分切除后再进行再植，可获生长愈合。离体超过 24 小时者，牙根易吸收，牙难以保留。牙根折断牙和冠根联合折断牙，多数情况下需拔除。

外伤后，若仅有牙齿松动，应让伤者咬住一块纱布，以使牙齿保持在原位，同时迅速到医院就诊。

若发生牙齿完全脱落，最主要是要把握好急救的"黄金 30 分钟"。急救步骤如下：

（1）小心地持牙冠部分，不要去碰牙根部分，以免损伤到牙根的牙周膜。

（2）用牛奶、生理盐水或者患者的唾液轻轻地冲洗牙根表面黏附的灰尘、泥土等污物，不要用消毒液去消毒或者刷洗牙齿。

（3）立即将牙齿再植入牙槽窝。如果牙槽窝中有较大的血凝块，可以先通过冲洗和轻擦将其移除。千万不要搔刮牙槽窝的侧壁，防止损伤残留在骨壁上的牙周膜。

（4）让患者用手撑住牙齿，或者咬住纱布、干净的餐巾纸等，使牙齿固定在牙槽窝中，同时迅速赶到医院就诊。

（5）如果没有办法马上再植，可以找一个容器，如一个杯子或者瓶子，将脱落的牙齿放到容器里，用全脂牛奶、椰子水或蛋清覆盖，然后连着容器带着患者尽快送医处理。如果这些液体都不具备，可以使用伤者的唾液进行保存，但不要将脱落的牙齿含于口中。

经过现场第一时间的正确处理后，只要在 30 分钟内赶到医院处理，再植的成功率就会非常高；超过 2 小时，再植的成功率就会比较低了。

参考文献

[1] 靳康佳，项剑，狄胜利，等. 牙齿脱落的致伤方式推断 3 例 [J]. 中国法医学杂志，2023，38（3）：247-249.

[2] LEVIN L, DAY P, HICKS L, et al. International Association of Dental Traumatology guidelines for the management of traumatic dental injuries: General Introduction [J]. Dental traumatology, 2020, 36 (4): 309-313.

[3] MAJEWSKI M, KOSTRZEWSKA P, ZIÓŁKOWSKA S, et al. Traumatic

dental injuries-practical management guide [J]. Polski merkuriusz lekarski, 2022, 50 (297): 216-218.

[4] ZALECKIENE V, PECIULIENE V, BRUKIENE V, et al. Traumatic dental injuries: etiology, prevalence and possible outcomes [J]. Stomatologija, 2014, 16 (1): 7-14.

（张春花　卢鹏）

利器扎入身体

利器扎入身体，多为工作时不慎被金属利器所伤。这类意外伤害常见且紧急。一旦发生，可能带来严重身体创伤，甚至威胁生命。因此，了解如何妥善应对至关重要。

一、利器扎入身体有哪些危害

利器扎入身体可能会导致多种身体伤害，包括但不限于：

（1）出血：利器扎入身体后，很可能会导致出血；如果出血严重，可能会导致休克或死亡。

（2）感染：利器可能带有细菌或病毒，扎入身体后可能导致感染；感染可能扩散到全身，引发严重的健康问题。

（3）组织损伤：利器扎入身体可能会损伤肌肉、神经、血管等组织，导致疼痛、功能障碍等问题。

（4）骨损伤：利器扎入骨可能会导致骨折或骨损伤。

（5）内脏损伤：利器扎入内脏器官可能会导致器官损伤或内出血。

二、利器扎入身体该怎么办

利器扎入身体后，不要惊慌，急救时不可随意自行拔除利器，以防止出血不止。急救的主要原则是采取固定措施，使利器保持相对稳定，避免继续深入，防止损伤加重。

（1）评估现场情况：首先需要评估现场的安全性。如果现场存在危险，应先将伤者转移到安全的地方。

（2）检查伤势：检查伤者的伤口情况，包括出血情况、伤口深度、位置等。如果伤口严重或出血不止，应立即采取止血措施。

（3）固定异物、包扎伤口：在异物两侧各放置一卷绷带，接着用绷带做"8"字加压包扎，也可将三角巾折叠成条带状，在中间剪一大小合适的豁口，从上往下套住异物，再做加压包扎。

（4）如不小心将异物拔出，应立即采用加压包扎法对出血部位进行止血，如果出血严重可加用止血带。

（5）及时送医：拨打"120"急救电话，将伤者及时送往医院进行进一步治疗；在送医过程中，应保持伤者的呼吸道通畅和适当的体位，并随时观察伤者的生命体征变化。

三、如何预防利器扎入身体

为了避免利器扎入身体的情况发生，可以采取以下预防措施：

（1）使用安全工具：在进行可能接触到利器的活动时，应使用安全工具或护具，如手套、护腕等，以减少受伤风险。

（2）注意工作环境：保持工作场所整洁、有序，避免杂乱无章的工作环境导致意外伤害。

（3）提高安全意识：加强安全教育，提高安全意识，了解如何正确使用工具，如何避免意外伤害等。

（4）定期检查设备：定期检查设备是否完好无损，对损坏或存在安全隐患的设备应及时维修或更换。

（5）遵守操作规程：在进行危险操作时，应遵守操作规程和安全规定，切勿随意操作或使用不合适的工具。

（6）注意个人行为：避免在工作中出现分散注意力、疲劳操作等不安全行为，以免发生意外伤害。

利器扎入身体是一种紧急情况，需要及时采取正确的急救措施和送医治疗。通过采取预防措施和注意个人行为，可以减少这种情况的发生。了解利器扎入身体的危害和急救步骤等内容，可以帮助我们更好地应对这种情况，保护自己和他人的身体健康。

参考文献

[1] 国家卫生健康委员会. 紧急救援指南［M］. 北京：人民卫生出版社，2018：67－78.

[2] 王志强. 意外伤害的预防与急救［M］. 北京：人民卫生出版社，2013：123-130.
[3] 杨朝晖. 利器扎伤的现场急救与处理方法［J］. 中国急救医学杂志，2005，25（6）：456-459.

（张春花　刘强强）

关节脱位

关节脱位俗称脱臼，是指构成关节的上下两个骨端相互之间的位置关系越出正常范围，发生了错位，引起疼痛和功能障碍。关节脱位多由于肌肉猛烈牵拉或外力撞击引起，多发生于活动范围较大、活动较频繁的关节，如肩关节、肘关节、颞下颌关节和指关节，常合并韧带损伤。

一、关节脱位有哪些表现

关节脱位后，受伤的关节部位疼痛、活动障碍；关节处明显畸形，肢体可变长或缩短；关节处肿胀，皮下可出现瘀血；可有周围神经损伤，继而出现神经支配区域的麻木感、刺痛感。

二、关节脱位后现场如何急救

（1）及时寻求帮助，拨打"120"急救电话或送患者至急诊科、骨科就诊。

（2）安抚伤员，让其停止活动，避免移动受伤的关节，同时取舒适体位，如坐下或躺下。

（3）就地取材，按骨折固定的方法固定受伤的关节。若有皮肤破损，伤口受到污染，可在固定前用清水冲洗伤口，并用无菌纱布覆盖。固定后应注意定时检查肢端血液循环。

（4）局部冰敷有利于缓解疼痛与肿胀，每次15～20分钟。

三、如何预防关节脱位

（1）加强锻炼，使全身各部位的肌肉得到均衡发展，增强肌肉力量和关节稳定性。

（2）运动前做好充分的热身准备活动，注意正确的运动技巧，运动时动作幅度不宜过大。

（3）在进行高风险运动时，应佩戴护膝、护腕等护具，以减少受伤风险。

（郑梓煜）

肌肉拉伤

肌肉拉伤也称肌肉牵拉伤。肌肉拉伸过度、过快或太过用力时，可出现肌肉拉伤，甚至有时会导致肌肉撕裂。肌肉拉伤的常见部位包括小腿腓肠肌，大腿前侧股四头肌、大腿后部肌群，腹部腹直肌、腹外斜肌，背部腰背肌，颈部斜方肌、乳突肌等。

一、肌肉拉伤有哪些表现

肌肉拉伤主要表现为肌肉疼痛，皮肤有瘀青或者肿胀，活动部位明显受到限制。典型的症状表现为以下一种或多种：

（1）突然发生的肌肉酸痛。
（2）拉伤部位活动受限。
（3）皮肤瘀青或者变色。
（4）局部肿胀。
（5）肌肉僵硬、痉挛。
（6）肌肉和肌腱无力。
（7）站立、行走或扭动时疼痛加剧。
（8）疼痛放射至受伤部位周围区域。

二、肌肉拉伤后如何处理

应急处理需要遵循 RICE 原则［休息（rest）、冰敷（ice）、加压包扎

（compression）、抬高受伤部位（elevation）]。

（一）休息

当拉伤发生时，应当立即停止导致肌肉拉伤的活动。肌肉拉伤就是肌肉纤维的断裂，如果继续进一步用力将会导致肌肉的撕裂扩大，最终将会导致更严重的伤害。

（二）冰敷

拉伤后立即做冷处理，用冷水冲局部，或用毛巾包上冰袋、冰块敷在疼痛肿胀的部位，保持15～20分钟，可以每1～2小时重复1次。冷处理可以减少急性扭伤后的肿胀和皮下出血，同时还能使痛觉神经的传导变慢，产生有效的止痛效果。

注意：受伤后24小时内热敷对拉伤产生的红肿毫无用处，盲目热敷会使肌肉血管扩张，导致血肿进一步扩大，延长康复时间。

（三）加压包扎

冰敷结束后，要及时对患处采用弹性绷带进行包扎，以控制受伤部位的活动，避免再次受伤，同时能有效减少受伤处的肿胀和出血。24～48小时后可解除包扎，进行热敷治疗。

注意：早期（48小时内）不宜做按摩和理疗，这会加重出血和组织渗出，使肿胀加重。

（四）抬高受伤部位

将受伤部位抬高至心脏平面以上有助于促进血液及组织液回流，减轻肿胀，令受伤部位充分放松，缩短康复时间。

总的来说，轻度肌肉拉伤处理方法为冰敷+弹性绷带加压包扎+热敷、按摩、理疗，1周后逐步开始恢复运动；中度肌肉拉伤处理方法为冰敷+弹性绷带加压包扎+热敷、按摩、理疗，3～4周后恢复运动；重度肌肉拉伤处理方法为冰敷+弹性绷带加压包扎+立即送往医院治疗，按医生的治疗方案进行治疗和康复。

三、如何预防肌肉拉伤

（1）剧烈运动前做好热身活动，尤其是易拉伤部位的准备活动。

（2）训练前要注意观察自身身体情况，如肌肉的硬度、韧性、弹力、疲劳程度。

（3）运动需要量力而行，制订科学的训练计划，避免过度疲劳和训练负荷过重。

（4）平时注意提高运动技术及自身身体协调性，健康饮食，科学补充营养。

（5）改善训练条件，注意运动场所的温度。冬季在户外运动时要注意保暖，不可穿得太薄。

（6）肌肉拉伤后重新参加训练时要循序渐进，勿操之过急，并要加强局部保护，防止再度拉伤。

（黄海艳）

切 割 伤

切割伤通常是在工作、娱乐、交通或其他意外情况中受到锐利工具切割所致。切割伤的特点是伤口整齐或呈线条状，深度和宽度因工具而异。切割伤可能造成皮肤、皮下组织、肌肉甚至骨骼的损伤，严重者可危及生命。

一、切割伤有什么表现

按照损伤程度，可分为轻度切割伤和重度切割伤。

（1）轻度切割伤：一般仅伤及皮肤组织，可表现为皮肤破损、流血、疼痛。

（2）重度切割伤：除皮肤破损、流血、疼痛外，还可能会伤及肌肉、肌腱、血管、神经等组织，导致受损部位的感觉和功能障碍。当流血过多时，可出现意识模糊、血压下降、休克等表现。

二、发生切割伤了该怎么办

（1）评估伤情：首先观察切割伤的严重程度，检查是否有出血、骨折、神经或血管损伤等。

（2）止血：如果伤口出血，可用干净的布或纱布压迫止血。如果压迫无效，可能需要使用止血带或寻求专业医疗援助。

（3）保护伤口：将受伤部位抬高以减轻水肿，并用无菌敷料覆盖伤口。避免触摸或挠伤口，以免引发感染。

（4）等待转运：在救援人员到来、转运患者之前，确保患者得到适当的支持（如将受伤部位上抬至头高位置），以减缓出血并控制伤势。

三、如何预防切割伤

（1）增强安全意识：在工作场所或进行特定活动前，了解潜在风险，并采取适当的预防措施。

（2）使用安全设备：使用护具、手套、头盔等个人防护设备，以及防护服、切割机防护罩等安全设备。

（3）培训和演练：定期进行安全培训，提高个人对切割伤的认知和应对能力。进行应急演练，确保在紧急情况下能迅速采取正确的行动。

参考文献

[1] 陈孝平，汪建平，赵继宗，等. 外科学［M］. 9版. 北京：人民卫生出版社，2018：129-130.

[2] 李乐之，路潜. 外科护理学［M］. 6版. 北京：人民卫生出版社，2017：149-150.

[3] 吴肇汉，秦新裕，丁强. 实用外科学［M］. 4版. 北京：人民卫生出版社，2017：76-77.

（张春花）

擦 伤

擦伤是皮肤表面与粗糙表面摩擦所致的外伤，通常会导致皮肤组织轻微损伤，但不会太严重。擦伤可能是由日常生活中常见的活动，如行走、跑步、骑车等引起的。

一、擦伤有哪些表现

擦伤表现为表皮剥脱、血痕、渗血或出血斑点，继而可出现轻度炎症反应，局部会有红肿和疼痛。

二、擦伤了怎么办

皮肤擦伤后初步急救处理步骤如下：

（1）评估伤情。首先观察擦伤的严重程度，检查是否有出血、组织碎片、肿胀等。

（2）清洁、消毒伤口。用清水或生理盐水轻轻清洗伤口，去除周围的污垢和碎片；而后使用皮肤消毒液如碘伏消毒伤口。

（3）止血。如果伤口出血，可用干净的布或纱布压迫止血；如果压迫无效，可能需要使用止血带或寻求专业医疗援助。

（4）保护伤口。用无菌敷料或干净的纱布覆盖伤口，避免触摸或挠伤口，以免引发感染。

（5）后续保持伤口清洁，避免触碰伤口，避免在伤口上使用未经医生处方或许可的药物或化妆品。

（6）定期消毒换药。如果伤口面积或深度较大，可能需要医生进行缝合或定期换药。

（7）保持充足的营养和休息，有助于伤口愈合。

参考文献

[1] 陈孝平，汪建平，赵继宗，等. 外科学［M］. 9 版. 北京：人民卫生出版社，2018：129-130.

[2] 丛林，朱静华. 运动擦伤的防治［J］. 田径，2023（8）：83-84.

[3] 张宇飞, 袁佩雯, 阴克强, 等. 皮肤擦伤后急诊治疗方式的研究进展[J]. 中国美容医学, 2020, 29 (2): 163-167.

（张春花）

眼 外 伤

眼外伤是指由物理或化学等因素导致眼球及其附属器损伤，致使眼部发生功能性或器质性损害，是主要致盲疾病之一。

一、哪些原因常导致眼外伤

眼外伤可以发生在任何时候，但某些情况下更容易发生。例如，儿童和青少年好奇心强、探索欲强，容易发生意外事故从而导致眼外伤；户外劳动者在工作中接触化学物质和物理锐器时也容易发生眼外伤；家庭中，烧伤、烫伤、爆炸等也容易导致眼外伤。常见的眼外伤原因包括：

（1）意外事故：交通事故、工伤事故、运动伤害等。
（2）接触化学物质：化学品、药品、农药等。
（3）物理因素：锐器、爆炸、冲击、高温、低温、光线、电流。

二、眼外伤有哪些表现

眼外伤的表现因受伤原因和程度而异，常见的表现包括眼部疼痛、红肿、视力下降、视力模糊、流泪等。如果伤势严重，还可能出现眼球破裂、眼内出血、感染等症状。

三、发生眼外伤该怎么办

眼外伤发生后，首先需要冷静评估伤情，判断是否需要紧急处理。眼外伤急救步骤：

（1）去除异物：如有异物进入眼部，可用清水冲洗或用无菌棉签轻轻擦拭，切勿使用手或其他不洁物品擦拭或揉搓眼部。
（2）止血：如果伤口出血，可用干净的纱布压迫止血；如果压迫无效，需要就医处理。

（3）保护受伤部位：用无菌敷料或干净的纱布覆盖受伤部位，避免触碰或挠，以免引发感染。

（4）及时就医：向医生详细说明受伤情况，以便医生进行诊断和治疗。

参考文献

［1］葛坚，王宁利. 眼科学［M］. 3版. 北京：人民卫生出版社，2015：470-482.

［2］杨培增，范先群. 眼科学［M］. 9版. 北京：人民卫生出版社，2018：269-285.

［3］中华医学会眼科学分会眼外伤学组. 中国眼外伤急诊救治规范专家共识（2019年）［J］. 中华眼科杂志，2019，55（9）：647-651.

［4］HOSKIN A K, WATSON S L. Ocular trauma and prevention measures［J］. Clinical & experimental ophthalmology，2020，48（7）：875-876.

（张春花）

第五章 户外急救

蜂 蜇 伤

蜂蜇伤是一种生物性损伤,即蜂尾部毒刺刺入人体皮肤后,将排泄的毒液注入人体而引起的人体局部或全身反应和相关症状。蜂蜇伤后起初是局部尖锐的疼痛,随后有轻微肿胀、发红。多数人被蜂蜇伤后只会有轻微的局部反应,通常不会危及生命,但是蜂蜇伤也可能产生全身严重过敏反应的后果。若嘴和喉部被蜂蜇伤,喉部的肿胀会阻塞气道,有潜在的危险,需要立即就医。

一、蜂蜇伤有哪些表现

蜂蜇伤可能导致局部反应或全身性过敏反应。

(一) 局部反应

蜇伤处疼痛,蜇伤周围皮肤红肿,几小时内消退,有时肿胀持续1～2日。

(二) 全身过敏反应

(1) 面部肿胀,呼吸困难,自觉咽喉发紧,声音变得嘶哑或开始喘鸣。
(2) 头晕目眩、神志改变。
(3) 腹部痛性痉挛、恶心、呕吐或腹泻。
(4) 大范围的荨麻疹,瘙痒难忍。

二、蜂蜇伤后该如何急救

（1）除去虫体及螯针：蜜蜂或黄胡蜂蜇人后，呈倒钩状的螯针、附于螯针的毒液囊等器官会脱离虫体并留在伤者皮肤内。因此被蜇后，应仔细检查伤口处是否有螯针残留，并用镊子取出。

（2）用肥皂和凉水清洗该区域，保持该区域清洁，尽量不要挠它。

（3）冷敷可减轻局部的不适感。

（4）如果持续疼痛和肿胀，应立即寻求医疗帮助，在医生指导下，可口服非甾体抗炎药、抗组胺药，局部外用糖皮质激素等；如果在蜇伤后3～5日，局部发红、肿胀和疼痛急剧恶化，则应怀疑感染，也须就诊。

（5）如果伤员有全身过敏性休克的症状，出现头晕目眩、咽喉发紧、声音嘶哑和呼吸困难等症状，应立即拨打"120"急救电话或第一时间赶往医院就诊。

三、如何预防蜂蜇伤

夏季去野外游玩或工作，应注意个人防护，要穿长衣裤外出。如与蜂群相遇应尽快避开，千万不要用手拍打和驱赶，更不要乱捅蜂巢。一旦招惹蜂群，要马上保护好身体，尤其做好头面部的保护。

参考文献

[1] 贾本君, 王锦渝. 蜂蜇伤的急救护理和健康宣教[J]. 中国医药指南, 2017, 15（15）: 255-256.

[2] 赛微. 蜂蜇伤18例的急救与护理[J]. 医药世界, 2009, 11（10）: 658-659.

（游华丽）

红火蚁蜇伤

红火蚁是十多年前传入我国的检疫性有害生物，具有很强的攻击行为，可影响人类健康，降低自然生态系统中的生物多样性。红火蚁在形态特征上可分为雌、雄繁殖蚁，蚁后和工蚁。工蚁无生殖能力，又可分为大型工蚁（兵蚁）和小型工蚁（工蚁）。红火蚁巢为完全地栖型，成熟蚁巢是以土壤堆成的高 10～30 厘米、直径 30～50 厘米的蚁丘，内部结构呈蜂窝状。新建蚁丘表面土壤颗粒细碎、均匀。随着蚁群中红火蚁数量的增加，蚁丘不断增大。

一、红火蚁的危害大吗

红火蚁对人和动物具有明显的攻击性，主要以螯针刺伤动物、人体。蜇刺时，红火蚁用强有力的上颚钳住人体皮肤，然后弓起身体，通过位于腹部尖端的螯针注入毒液。伤者被红火蚁蜇伤处会出现丘疹，并伴有疼痛和瘙痒，比一般蚂蚁咬伤要剧烈，丘疹上会形成白色小脓点；部分伤者脓点会扩大，出现脓疱及伤口周围肿胀、感染；除局部症状外，部分伤者很快会出现全身风团及瘙痒，过敏症状严重者甚至会出现休克。红火蚁蜇伤比普通蚂蚁咬伤产生全身过敏和休克的概率更高，如不及时抢救会危及生命。红火蚁蜇伤也可能会损伤脏器，心肌损伤最为常见。红火蚁的毒液亦会引起细胞坏死。此外，红火蚁对农业、牲畜、野生动植物和自然生态系统有严重影响，还会损坏公共设施、电子仪器。

二、如何区分红火蚁和普通蚂蚁

（一）外观特征

（1）颜色：红火蚁通常呈红棕色或棕褐色，腹部略深，与黑蚂蚁、小黄家蚁等普通蚂蚁明显不同。

（2）体型：红火蚁体长 2.5～6 毫米，同一巢内蚂蚁大小不一（多型性），而普通蚂蚁体型较统一。

（3）触角：红火蚁的触角呈弯曲状，末端有 2 节明显膨大的"棒状"

结构。这是红火蚁的典型特征之一。

（二）巢穴特征

红火蚁的巢穴多见于草地、田边、路边等裸露区域，巢口常呈土丘状，没有明显的出入口。

普通蚂蚁的巢穴有明显出入口，通常较小，有时伴有食物残渣。

（三）行为表现

红火蚁非常敏感而具有攻击性，只要轻微干扰巢穴，就会迅速大量爬出，进行集体攻击。

它们在蜇刺时会注入毒液，造成灼痛、红肿、水泡甚至过敏反应，而普通蚂蚁咬伤通常不会引起明显的症状。

三、红火蚁蜇伤后如何处理

（1）立即从皮肤上弹走或拍死红火蚁。不要破坏蚁巢。红火蚁是极具攻击性的蚁类，切勿招引更多的红火蚁攻击，逃离危险环境是最正确的选择。如有条件，拍摄红火蚁照片或留存红火蚁，明确是否是红火蚁咬伤。

（2）应用肥皂水和清水清洗蜇伤处。局部冰敷处理可减轻不适感。

（3）可涂抹抗过敏、抗感染等皮肤外用药物，如皮炎平、皮康霜等。不要将脓疱弄破，避免细菌二次感染。

（4）如伤者出现全身过敏反应症状，如胸闷、发热、头晕、声音嘶哑等，应及时将伤者送往医院抢救治疗。

四、如何防范红火蚁蜇伤

（1）在野外作业时，尽量避免直接坐在地上，做好周围环境的检查。

（2）在红火蚁发生区，要做好充分的防护准备；看到周围有蚁巢时，勿扰动破坏蚁巢，以防被红火蚁蜇刺。

（3）进行园艺或户外工作时，做好必要的防护，如用手套和长袖遮住手与手臂，穿鞋袜（凉鞋除外）和长裤等。

（4）当注意到有蜇刺感时，应立即拍死红火蚁，以防多次蜇刺。

参考文献

[1] 李加芬. 红火蚁防控措施 [J]. 云南农业, 2021 (4): 58-59.

[2] 冉浩. 红火蚁压境 [J]. 课堂内外（科学 Fans), 2021 (6): 18-20.

[3] 唐玲玲. 红火蚁蜇伤 66 例临床分析 [J]. 中国乡村医药, 2023, 30 (7): 37-38.

[4] 王建蕊, 王志强, 王立生, 等. 浅谈红火蚁 [J]. 医学动物防制, 2005, 21 (10): 773.

[5] 谢雪霞, 何春蓉. 蚂蚁咬伤患者过敏的特点及救治护理体会 [J]. 临床医学工程, 2009, 16 (4): 69-70.

（周旭　郑梓煜）

蜈蚣蜇伤

蜈蚣蜇伤是指被蜈蚣蜇伤后毒液注入皮肤所引起的中毒性疾病。蜇伤后局部出现蜇伤瘀点，周围红肿疼痛，甚或伴全身症状。蜈蚣在中国各地均有分布，以河南、湖北、安徽、江苏、浙江、广东、广西地区较多。蜈蚣蜇伤若及时治疗和处理，病情较轻者一般预后良好，部分严重患者可出现休克、昏迷、抽搐、心脏和呼吸麻痹等，甚至死亡。

一、如何预防蜈蚣蜇伤

定期清除居住环境周围的废物、垃圾，保持室内干燥，并定期施放杀灭蜈蚣的药物。在阴暗潮湿的环境中要加强个人防护，穿长袖衣衫，戴上手套、帽子、披肩等。

二、蜈蚣蜇伤有哪些表现

蜈蚣蜇伤后，伤口附近可能会出现红肿，很多人被蜈蚣蜇伤时可能在睡觉，没注意到自己被蜇伤，因此，如果没有看到蜈蚣，诊断会有些困难。除了伤口红肿，患者还可能出现局部肿胀或淋巴结肿大等反应。医生通常通过询问病史来确认是否为蜈蚣蜇伤。如果没有看到蜈蚣，还需要与其他毒虫咬伤，比如毒蜘蛛或蜥蜴的咬伤进行区分。

蜈蚣有毒腺，还有一对毒爪，分泌的毒液含有组胺和溶血蛋白，当人被蜇伤时，毒液可以通过毒爪注入人体而引起一系列症状。

（1）局部症状有急性炎性反应，表现为疼痛、肿胀、瘙痒，严重者可发生局部坏死，并出现淋巴管炎、淋巴结炎。

（2）全身症状严重者出现头痛、发热、眩晕、恶心、呕吐，甚至谵妄、抽搐、昏迷等。蜈蚣越大，注入毒液越多，症状越重，一般经数日后症状可消失。若儿童被蜇伤，严重者可危及生命。

大多数蜈蚣蜇伤不会出现并发症，但也有少数并发症的报道，包括局部感染和坏死、心肌梗死、横纹肌溶解伴肾衰竭和过敏反应等。

三、如何处理蜈蚣蜇伤

（1）先用肥皂水或清水清洗后再清创，若有毒刺应予清除。蜈蚣毒液是酸性的，碱性的肥皂水可以中和破坏其毒素。

（2）局部涂搽3%稀氨溶液或5%～10%碳酸氢钠溶液，也可以将碱粉（无水碳酸钠）与酒精调成稀糊状外涂。

（3）局部肿胀明显者可采用冰敷，以减轻肿胀和疼痛感。红肿、疼痛剧烈者可采用地塞米松＋利多卡因＋生理盐水注射液局部湿敷。

（4）预防性使用破伤风抗毒素。破伤风的预防很重要，蜇伤、外伤等一般都需要预防性使用破伤风抗毒素。

（5）一般无须使用抗生素，但如果继发感染则需使用抗生素，或者考虑预防性使用抗生素。

（6）抗过敏：一般无须使用激素类药物，但如果抗组胺药物效果不佳可考虑使用，甚至静脉运用。

（7）镇痛：疼痛严重者，可使用哌替啶类药物止痛，但应该在充分治疗的基础上使用止痛药，否则容易掩盖病情，延误治疗。

参考文献

[1] 李凡民，张解放. 临床实用急危重症治疗学（下）[M]. 长春：吉林出版社，2018：328－329.

[2] 蒋龙元，张月华. 意外伤害的自救与互救 [M]. 北京：科学文献出版社，2009：240－241.

[3] 中国医学救援协会. 蜈蚣咬伤救治规范：T/CADERM 3013－2019 [S/

OL］．［2019-09-16］．http://www.caderm.org.cn.
[4] 朱子扬，龚兆庆. 中度急救手册［M］. 2版. 上海：上海人民出版社，1999：1017-1018.

（李慧）

蜘蛛咬伤

蜘蛛咬伤是由少数几种具毒性的蜘蛛在受惊或防卫时咬伤人体所致病变。蜘蛛咬伤可分为无毒蜘蛛咬伤和有毒蜘蛛咬伤。全世界已经发现有46 000多种蜘蛛，大多数蜘蛛无毒或毒性不大。根据记载，我国蜘蛛种类有3 000多种，其中剧毒蜘蛛有10多种。

一、蜘蛛咬伤有什么表现

一般情况下，蜘蛛咬伤的伤口看起来和其他虫子咬过的伤口没什么区别，表现为皮肤红肿、发炎，有时会发痒或出现疼痛性肿块，甚至可能不会被发现。无毒蜘蛛咬伤通常不会产生任何其他症状。一些有毒蜘蛛（如寡妇蛛和隐遁蛛）咬伤可能会导致严重体征和症状。有毒蜘蛛咬伤的表现可能包括：肉眼可见的穿刺伤，咬伤部位疼痛、肿胀和发红，嘴巴周围感到麻木，恶心、呕吐和腹痛，唾液分泌过多，出大汗，呼吸困难，困倦，心率加快，肌肉痉挛。

临床上依据症状，一般将蜘蛛咬伤分为轻度、中度和重度三级。轻度患者多出现局部皮肤红肿热痛，可伴有头晕、头痛、烦躁不安、恶心、呕吐、腹痛和腹泻；视觉模拟评分法（visual analogue scale，VAS）评分小于3分。中度患者除皮肤症状外，可有轻度呼吸系统或循环系统症状；疼痛较剧烈（向腹部、四肢、腰部扩散），VAS评分4～7分；可伴有轻度意识改变（神志淡漠、嗜睡）；出现心律失常、轻度肺水肿、肾功能损害、肝酶异常和低钾血症等。重度患者多出现疼痛难忍，VAS评分大于7分；可出现昏迷及严重的脏器功能损伤，如急性肾衰竭、急性心力衰竭、急性呼吸衰竭、严重的肝功能损伤等。

二、蜘蛛咬伤该如何处理

（1）保持冷静，避免慌张，立即远离被蜘蛛咬伤的地方，尽量减少受伤肢体的活动；尽量记住蜘蛛的斑纹和颜色等特征，有条件者拍摄留存致伤蜘蛛的照片或将致伤蜘蛛浸泡在75%酒精中保存。

（2）如果被咬伤的肢体戴了戒指、手镯等饰物，要及时把它们摘下来，避免肢体发生肿胀之后，这些饰物引起血流不畅，导致进一步的伤害。

（3）可利用肥皂水或清水冲洗伤口，并充分消毒。不要使用任何方法吸吮伤口。

（4）局部冰敷可减轻不适感。

（5）如出现呼吸心搏骤停的情况，需要及时进行胸外按压等基础生命支持。

三、蜘蛛咬伤在什么情况下该就医

蜘蛛咬伤发生后，当出现以下症状时，建议立即到医院就诊。

（1）皮肤发红、肿胀和流脓。

（2）流感样症状，如疲倦感、恶心、呕吐和发热。

（3）出汗。

（4）非常剧烈的肌肉疼痛。

（5）非常剧烈的腹痛。

（6）组织坏死：红色肿块的中央变成深红色、蓝色或黑色，变干，并且形成溃疡，可在蜘蛛咬伤数日后发生。溃疡通常为硬币大小，但可以变大。

四、如何预防蜘蛛咬伤

蜘蛛咬伤的风险因素包括住在蜘蛛生活的地方，扰乱了它们的自然栖息地。蜘蛛多喜欢温暖的气候和阴暗、干燥的地方。有时，它们会混迹在床上用品和衣物中，导致许多人在清晨遭受攻击。如果是在室外，它们会寻找干燥、黑暗、安静的地方，如岩石下或树桩里。以下措施可预防蜘蛛咬伤：

（1）了解有毒蜘蛛的外观特征以及它们喜欢的栖息地。

（2）在处理储物箱或柴火时，或是在清理棚屋、车库、地下室、阁楼和爬行空间时，穿长袖衣衫，戴帽子，穿长裤并将裤脚塞进袜子里，戴手套和穿靴子。

（3）穿戴园艺手套、靴子和衣服之前，进行检查并抖一抖。

（4）在门窗上安装密封的纱门、纱窗，封堵蜘蛛可能进入的裂缝，并使用安全的室内杀虫剂，防止昆虫和蜘蛛进入室内。

（5）清除房子周围的碎屑或将成堆的石头或木材移走，并避免在墙壁旁存放柴火。

（6）不要将床靠墙，并且确保只有床腿接触地板；不要在床下存放东西，也不要让床上用品拖在地板上。

（7）清除家里的蜘蛛和蜘蛛网。

（8）如果有蜘蛛爬到皮肤上，应用手指把它弹开，而不是在皮肤上捏死它。

（9）清理狼蛛生活的地盘时，要戴手套、医用口罩和护眼用品。

（10）在野外徒步时穿长裤（如牛仔裤）和不露趾的鞋子，不要穿短裤和凉鞋。

参考文献

［1］李朝品. 节肢动物学［M］. 北京：人民卫生出版社，2009（12）：176－178.

［2］浦飞飞，尹松，王晓英. 蜘蛛毒素的生物学活性研究进展［J］. 中国药理学通报，2014，30（12）：1651－1654.

［3］任引津，张寿林，倪为民，等. 实用急性中毒全书［M］. 北京：人民卫生出版社，2020：1008.

［4］中国医学救援协会动物伤害救治分会. 国家卫生健康委员会发布我国首版《常见动物致伤诊疗规范（2021年版)》［J］. 中国急救复苏与灾害医学杂志，2021，16（9）：1085.

（李慧　郑梓煜）

水母蜇伤

每年 7—9 月是水母繁殖旺盛的季节，海滨浴场里经常出现它们的身影，而绝大多数的水母都是具有毒性的。水母个体大多由伞部和口腕部两部分组成，口腕部有许多小触手，长者达数十米，其上密布刺丝囊。当触及人体时，刺丝囊会迅速发射刺丝，穿透人体皮肤，同时释放出毒液，可使伤者发生严重中毒损伤。据《中国海洋环境质量公报》2003—2016 年的统计数据，海滨浴场平均每年被水母蜇伤的人数多达 1 400 人，致死 21 人。事实上，水母蜇伤是世界上最常见的海洋生物伤。

一、水母蜇伤的表现是什么样的

被水母蜇伤后，会出现各种不同的表现，而严重程度取决于伤者所接触的水母类型、大小以及伤者的身体健康状况和年龄大小等因素。轻度蜇伤仅出现局部症状，中度或重度蜇伤可引起全身中毒症状甚至导致死亡。

（1）局部表现：蜇伤后立即有触电样刺痛感，皮肤表面出现线状排列的红斑、丘疹（与触手接触部位）、瘙痒，严重者甚至会出现表皮坏死、剧痛难忍。若眼部被蜇伤可出现结膜炎和角膜损伤。

（2）全身表现：主要包括恶心、呕吐、腹泻、眩晕、运动失调、痉挛性或弛缓性麻痹、晕厥；严重者可出现心律失常、低血压、过敏性肺水肿、过敏性休克、肾衰竭，甚至死亡。

二、被水母蜇伤怎么办

迅速去除水母的触手最为重要，因为刺丝囊可能会持续将毒液释放到附着的皮肤上。但要谨记基本的原则：不能用皮肤直接接触水母的触手，并最大程度减少触手在伤者皮肤上的移动。

（1）若在海里被蜇伤，应立即上岸。用海水冲洗患处，勿用淡水，因淡水的渗透压易刺激未发射出刺丝的刺丝囊。

（2）可将患肢浸泡在热水中或用热水淋浴缓解疼痛，水温应为 40～45 ℃，持续约 20 分钟。或用 5% 乙酸溶液（食醋）浸泡或湿敷患处，持续至少30分钟或直到疼痛消失。

（3）救护者应戴手套或用镊子小心地取出皮肤上可见的刺，不能用毛巾等擦拭，剧烈摩擦可能会刺激刺丝囊，故应避免这种操作。

（4）如果伤者出现呼吸困难或者失去意识，请立即拨打"120"急救电话，在等待救援的过程中若伤者出现心搏骤停、呼吸骤停，应立即进行心肺复苏。

三、如何预防水母蜇伤

（1）在水下，水母的触手可以伸展得很长并且难以看见，故所有的海洋游泳者都有危险。因此，避免在水母流行季节进入海中是最有效的预防方法。

（2）遵守当地关于下水风险的提示及指导。潜水时务必穿上潜水服，即使穿潜水服也不能用手直接抓捞水母。

（3）不穿潜水服潜水时，应注意避开水母，并保持安全距离，因其触手可长于10米，并可向四周伸展；脱落的触手或死亡的水母仍可发射刺丝，所以不可接触。

参考文献

[1] 常银龙，肖良，张黎明. 水母毒素生物活性多样性及其蜇伤防治的研究进展［J］. 中华航海医学与高气压医学杂志，2013（3）：4.

[2] 李聪. 我国水母灾害研究现状与展望［J］. 渔业研究，2018，40（2）：156-162.

[3] 徐伟刚. 潜水医学［M］. 北京：科学出版社，2024：40-42.

[4] 张黎明，陈志龙. 常见海洋生物伤防治指南［M］. 上海：第二军医大学出版社，2002：13-21.

[5] 张黎明，万德源，樊军文，等. 水母蜇伤的急救治疗与预防［J］. 中国急救医学，2005，25（5）：3.

[6] Jellyfish Stings Pictures, Pain Symptoms, Types, and Treatment.［EB/OL］.［2024-10-24］. https://www.emedicinehealth.com/jellyfish_stings/article_em.htm.

[7] Jellyfish Sting-Symptoms, How To Treat A Jellyfish Sting［EB/OL］.［2024-10-24］. https://healthjade.com/jellyfish-sting/.

[8] ROBERT A B, THOMAS A. MSD Manuals［EB/OL］.［2024-10-24］.

https://www.msdmanuals.cn/professional/injuries-poisoning/bites-and-stings/cnidaria-coelenterates-such-as-jellyfish-and-sea-anemones-stings.

（罗洁瑜）

蛇 咬 伤

世界上的蛇近3 500种，毒蛇约占10%。蛇咬伤是生活中常见的急症之一。我国每年被毒蛇咬伤者达10万人次，毒蛇咬伤致死者占5%～10%，致残并丧失劳动能力者占25%～30%。通常人们在旅行的过程中容易受到毒蛇攻击。我国两广地区蛇害严重，每年蛇咬伤的发生率为0.25%，多发于夏秋季节的森林、山野、草地中。90%以上的蛇咬伤出现在四肢。

一、蛇有哪些致伤方式

蛇毒主要由酶、多肽、糖蛋白和金属离子等组成，是成分最复杂的毒素，其中蛇毒蛋白质起主要作用。蛇对人体的致伤方式有两种：一种是通过毒牙将毒液直接注入人体组织；另一种是将毒液短距离喷射到人眼或口腔内，通过人体黏膜吸收而致伤。

二、如何区分有毒蛇与无毒蛇

在大多数情况下，无毒蛇颜色不鲜艳，头部呈椭圆形，尾部逐渐变细；毒蛇颜色则鲜艳或有特殊花纹，头部一般呈三角形，尾部很短并突然变细。

然而，应该注意的是，以上区分方法并不适用于所有蛇。比如，有的毒蛇头部并不是三角形的，如眼镜蛇、银环蛇、金环蛇都是剧毒的毒蛇，其头部没有三角形的特征。辨别有毒蛇和无毒蛇的方法是撬开蛇的口腔看看有没有毒牙。一般的毒蛇口腔前面有两颗特别长的牙齿，分布在口腔两侧，这就是毒牙。

三、蛇咬伤有哪些症状

(一) 无毒蛇咬伤

无毒蛇咬伤牙痕小,常为两行或四行,整齐排列;局部症状不明显,或者迅速减轻、消失;局部疼痛、牙周轻微红肿或不伴轻微充血;少数患者出现头晕、恶心、心悸、乏力等症状,往往是受紧张、恐惧情绪所影响;通常不会有严重的全身反应。

(二) 毒蛇咬伤

毒蛇咬伤局部可见深而较大的毒牙咬痕,为一个、并列的两个或三四个,还可出现副毒牙痕迹。神经毒素类毒蛇咬伤的局部症状不明显,无红、肿、痛、出血等,或初起仅有轻微的痛、肿和麻痒感,牙痕小且不渗液,容易被忽视或轻视而导致严重后果:四肢无力、吞咽困难、言语不清、复视、眼睑下垂、呼吸浅慢、窒息感、瞳孔对光反射与调节消失、呼吸麻痹、昏迷,危重者甚至出现自主呼吸停止和心搏骤停。血液毒素类毒蛇(如亚洲蝰蛇、五步蛇、竹叶青)咬伤致皮下出血、瘀斑,全身各部位如鼻腔、牙龈、巩膜、尿道、消化道,甚至脑部均可出血,严重者造成血压下降、休克。细胞毒素类毒蛇咬伤主要导致肿胀,可延及整个患肢甚至躯干,溃烂坏死严重者可致患肢残废、心肌损害,出现心功能不全、循环衰竭甚至多器官功能衰竭。眼镜蛇、五步蛇极易引起潜行性皮下组织坏死。

四、蛇咬伤现场如何急救

非毒蛇咬伤,像处理常规针刺伤伤口那样去处理咬伤伤口就可以了,即进行局部的消毒与包扎。若无法百分之百确认为无毒蛇咬伤,均按有毒蛇咬伤处理,急救原则是阻止毒素扩散,紧急送往医院。

(1) 迅速离开蛇的领地,确认环境安全,必要时将伤者移离现场,拨打"120"急救电话求助。

(2) 尽量记住蛇的外观特征,有条件最好拍摄致伤蛇的照片。

(3) 帮助伤员坐下,并保持舒服的姿势。安抚伤员,并建议伤员不要移动四肢,保持静卧,防止毒素扩散。

(4) 去除受伤肢体上所有紧身的衣物和饰品。

(5) 制动很关键!可将受伤肢体有效固定,限制伤肢活动,保持伤口低于心脏平面，延缓毒素吸收。

（6）如有条件，可对伤口进行轻柔包扎。

五、如何防范蛇咬伤

（1）蛇是变温动物，气温达到18 ℃以上才出来活动，所以应特别注意在闷热的下雨天或雨后初晴时蛇经常出洞活动。

（2）万一遇蛇，如果它不主动攻击，绕道而行，不要激惹它。

（3）尽量避免蛇类多发地域的野外出行，旅游时提前做好攻略，带好必要的急救物品，做好必要防护。必要时，应配备皮质手套、靴子等。

（4）对于蛇类养殖户，应加强蛇作业中的个人防护，使用有效的防护工具，规范工作程序。

参考文献

[1] 李晓新，刘海燕，朱立毅，等. 中医药治疗蝮蛇咬伤研究进展［J］. 蛇志，2010，22（4）：371-373.

[2] 王英杰，林起庆，陆启峰. 毒蛇咬伤创面感染的病原学特点及影响因素分析［J］. 蛇志，2019，31（4）：450-452，458.

[3] 英国圣约翰救护机构，英国圣安德鲁斯急救协会，英国红十字会. 急救手册［M］. 黄淳，曾艺，朱玲玲，译. 3版. 北京：旅游教育出版社，2022.

[4] 中国蛇伤救治专家共识专家组. 2018年中国蛇伤救治专家共识［J］. 中国急救医学，2018，38（12）：1026-1034.

（周旭　郑梓煜）

溺　水

溺水是指人淹没或浸泡在水、水环境中引起呼吸道痉挛、堵塞进而发生缺氧的过程，它主要发生于自然水环境。溺水是全球意外死亡的重要原因之一，每年约有 36 万人死于溺水。我国河网密布，水生环境复杂多样，溺水事件频发，如何让公众了解溺水和急救的知识成为急需解决的问题。

一、他人溺水，怎么实施急救

（1）脱离溺水环境：除非必要，千万不要妄自下水。非专业救援人员应在保证自身安全的环境下，将树枝、绳索或救生圈等物体投掷给溺水者，最好寻找更多同伴共同救援。

（2）溺水者获救上岸后，首先判断溺水者的生命体征，若溺水者有意识，或呼吸、脉搏存在，可以给他盖上毛巾保暖，同时拨打急救电话寻求帮助。

（3）若溺水者意识丧失，呼吸、脉搏停止，则需行心肺复苏术，同时拨打"120"急救电话。心肺复苏按 ABC 顺序进行。A 指的是 airway，即气道，指将溺水者放平，清除口腔、鼻腔异物，保持呼吸道畅通。B 指的是 breathing，即呼吸，指对溺水者进行口对口的人工呼吸。将溺水者鼻孔捏紧，用自己的嘴巴完全包住溺水者口唇，往里吹气，持续 1 秒并观察溺水者胸廓是否抬起。C 指的是 compression，即按压，指通过胸外按压的方式进行人工循环的支持。

二、溺水者的心肺复苏应何时停止

（1）对溺水造成心搏骤停者，尤其是对在水温低的水域发生溺水而心搏骤停者，心肺复苏时间应适当延长，千万不要轻易放弃抢救。

（2）专业援助人员到达并接管心肺复苏操作。

（3）患者出现意识恢复的迹象，比如咳嗽、眨眼、说话、有目的的移动、正常呼吸等。

（4）施救者精疲力竭。

（5）现场环境危险，需要转移。

三、溺水急救有哪些误区

（1）控水。任何方式的控水都是错误的。部分溺水者会因发生喉痉挛或屏住呼吸而不会将水吸到肺内；即使溺水者通过呼吸道吸入了水，也不需要控水，因为大多数溺水者吸入的水量并不多，而且吸入肺的水会很快就被吸收入循环血液中。

（2）在心肺复苏前使用AED。应在心肺复苏开始后再使用AED，因溺水者发生心室颤动或室性心动过速是罕见的，所以即使能快速获得AED，也千万不要耽误人工呼吸和胸外按压。

（3）颈椎制动。不推荐进行常规的颈椎制动，因溺水者颈髓损伤的发生率非常小，不必要的颈椎制动反而影响心肺复苏过程中的气道开放。

参考文献

[1] 吴珊珊，肖东琼，李熙鸿. 2019年美国野外医学会临床实践指南：溺水的预防与治疗指南更新解读[J]. 华西医学，2020，35（11）：1338-1343.

[2] 吴珊珊，肖东琼. 浅谈培训医务人员向公众普及溺水急救知识[J]. 科学咨询（科技·管理），2021（6）：91-92.

（游华丽　郑梓煜）

中　暑

我国每年高温中暑导致的疾病和死亡日益成为公众关注的公共卫生问题。提高公众自我防护能力是预防和减少高温中暑发生的重要途径。

一、什么是中暑

中暑指人体在高温、高湿环境下，由于水和电解质丢失过多、散热功能衰竭引起的，以中枢神经系统抑制和心血管功能障碍为主要表现的热损伤性疾病。在炎热的夏季或初秋，高温、高湿、强热辐射天气可造成人体的体温调节中枢、水和电解质代谢、循环系统、消化系统、神经系统、泌尿系统等出现一系列生理功能改变，一旦机体无法适应，引起正常生理功能紊乱，则可能造成体温异常升高，从而导致中暑。

二、中暑有哪些表现

中暑严重程度不同，其表现也有所不同。

（1）中暑先兆：在高温环境下出现头晕、头痛、乏力、口渴、多汗、心悸、注意力不集中、动作不协调等，或伴有面色潮红、皮肤灼热等，短时间休息后症状即可消失，体温正常或低于38 ℃。

（2）热痉挛：肌痉挛（俗称抽筋），伴有收缩痛，多见于四肢肌肉、咀嚼肌及腹肌，尤以腓肠肌为甚；体温一般正常。

（3）热衰竭：头晕、多汗、恶心、皮肤湿冷、面色苍白、心率明显增加、低血压、少尿，可出现眩晕或晕厥，体温不超过40 ℃。

（4）热射病：干热、无汗，甚至出现谵妄、昏迷，体温超过40 ℃。

三、哪些人群容易中暑

以下两类人群容易中暑：

（1）体温调节能力差者，如老年人、婴幼儿、儿童、精神疾病患者及慢性病患者最易中暑。

（2）在高温环境下进行重体力劳动或剧烈的体育运动者，如农民、矿工、建筑工人、交警、体育竞赛运动员等。

四、中暑后如何急救

在气温较高的环境中出现口渴、抽筋、头晕、恶心、呕吐等表现，预示着可能已经发生了中暑，应及时进行处理。如果出现晕厥、谵妄、昏迷、呼吸和心搏骤停等，应在进行急救的同时尽快拨打"120"急救电话。

急救方法：

1）休息：若正在进行活动，应停止活动，同时放松，不要紧张。

2）远离高温环境：发生中暑后首要任务是脱离高温环境，将患者转移至阴凉通风处，平卧。

3）补充液体：饮用运动饮料，如果没有运动饮料，也可以喝矿泉水、凉白开水等补充水分。须注意避免含咖啡因或酒精的饮料，不要饮用热茶、热水等。

4）降温：如果出现发热，要尽快降温。可以使用以下一种或多种方法降温。当体温恢复到正常范围时，应停止降温，以免体温过低。

（1）松解、打湿衣物：脱去多余的衣物，以促进散热，用凉水喷洒在患者身上。

（2）冷敷或冰敷降温：用凉水擦拭身体，用凉水浸湿的毛巾或冰袋敷于头部、腋下及大腿根部。

（3）浸泡：浸泡在盛有凉水的浴缸里，或者用凉水淋浴。

（4）吹风扇：裹在凉水浸湿的床单或衣物里用风扇猛吹。

5）抽搐、昏迷的急救。

（1）发生抽搐时，要阻止患者伤害自己。

（2）不要在患者的嘴里放任何东西，不要试图喂液体补充水分。

（3）应让患者侧卧，或平卧的同时将头偏向一侧，以便口腔内的分泌物排出，避免窒息。

6）心肺复苏和使用 AED 除颤。

若出现意识丧失、呼吸急促、脉搏不规则等严重症状，应立即拨打"120"急救电话，尽快得到专业的医疗救助，同时为患者进行心肺复苏，有条件者可使用 AED 除颤。

五、怎样预防中暑

抵御中暑最好的措施就是预防——保持凉爽。

（1）避免在高温时段活动：尽量避免在中午至下午的高温时段进行户外活动，选择在早晨或傍晚活动。

（2）饮水：在高温天气里，不论运动量大小，都需要增加液体的摄入，不可等到口渴时才喝水。如果需要在高温的环境里进行体力劳动或剧烈运动，应至少每小时喝 2～4 杯凉水（500～1 000 毫升），水温不宜过高，饮水应少量多次。

（3）适当穿着：穿着透气、轻便的衣物，戴遮阳帽和太阳镜以降低体表温度。

（4）在阴凉处休息：在高温环境中，寻找阴凉处休息，减少持续暴露于高温下的时间。注意饮食及休息，睡觉时避免电风扇或空调直吹。

（5）监测症状：学会识别中暑的早期症状，如头晕、恶心、呕吐和头痛。若出现中暑的早期症状，应及早采取行动，以防止症状恶化。

六、温馨小贴士

每个人的耐热能力不同，因此在高温环境中始终要小心谨慎。若感觉不舒服，应停止活动，立刻休息，待好转后再继续活动。如果休息后仍不能缓解，应立即去医院就诊。

参考文献

[1] 李莉，刘志锋，古正涛，等. 重症中暑中枢神经系统病变机制的研究进展［J］. 中华危重病急救医学，2013，25（9）：570-572.

[2] 中国疾病预防控制中心. 公众高温中暑预防与紧急处理指南（2014版）［J］. 中国实用乡村医生杂志，2015，22（11）：1-3.

[3] 中华人民共和国国家卫生健康委员会. 职业性中暑的诊断：GBZ 41-2019［S］. 北京. 中国标准出版社，2019.

[4] ARMSTRONG L E, CASA D J, MILLARO-STAFFORD M, et al. Exertional heat illness during training and competition［J］. Medicine and science in sports and exercise，2007，39（3），556-572.

[5] CASA D J, DEMARTINI J K, BERGERON M F, et al. National Athletic Trainers' Association position statement：exertional heat illnesses［J］. Journal of athletic training，2015，50（9）：986-1000.

[6] DEMARTINI J K, CASA D J, STEARNS R L, et al. Effectiveness of cold water immersion in the treatment of exertional heat stroke at the Falmouth Road Race［J］. Medicine and science in sports and exercise，2015，47（2）：240-245.

[7] PRYOR J L, PRYOR R R. Exertional heat illness［J］. Sports health，2019，11（5）：436-442.

（金求青）

冻　伤

冻伤是由于机体长时间暴露在寒冷环境下引起的局部或全身温度下降而发生的损伤。

一、如何判断是否发生了冻伤

冻伤多发生于身体末梢部位，以足部最多，其次为手、耳、鼻、面颊也占一定比例。冻伤局部皮肤麻木、呈蜡样，肤色呈灰色或白色，冰冷僵硬。随着冻伤程度不同，冻结融化后的体征也不同：肤色由苍白转为微红、红、暗红、紫红、青紫、紫蓝，甚至青灰色；轻度或明显水肿；无水疱或出现较大浆液性水疱，或散在血性水疱，或厚壁出血性小水疱；局部可有不同量的浆液性渗出或血性渗出；局部感觉过敏或迟钝，甚至消失。

冻伤根据冻伤部位融化复温后的表现程度进行分类，目前公认的是四度分类法：

Ⅰ度冻伤：引起麻木和红斑，有轻微的表皮脱落，轻度水肿。

Ⅱ度冻伤：皮肤表面起水疱，水疱内可见透明或乳白色液体，周围有红斑和水肿。

Ⅲ度冻伤：产生血性水疱，表明损伤已扩展到网状真皮内和真皮血管丛下方。

Ⅳ度冻伤：坏死通过真皮层，并涉及相对无血管的皮下组织，延伸至肌肉和骨骼。

二、发生冻伤，如何进行急救

（1）快速复温：温水复温是冻伤治疗的第一步。伤后现场条件允许下尽快用温水复温。复温前应使用温度计测量与调节水温到 37～39 ℃。当冻伤部位外观呈现红色或紫色并且变得柔软时，表示复温有效，及时将受伤组织风干，避免擦拭，以最大限度减少进一步的损害。

（2）合理使用消毒液：大多数伤口易感染，在温水中加入消毒液，如聚维酮碘等，可抑制皮肤细菌生长。

（3）止痛：在复温期间，可根据患者的具体情况使用止痛药来控制症状，以减少患者的疼痛。

（4）被动解冻：被动解冻是启动复温过程的合理措施；若无法进行现场复温，则通过移动冻伤部位到较温暖的位置，使用患者身体热量进行复温，可以实现缓慢复温。

（5）水疱处理：冻伤部位水疱处理不当容易继发感染，一般现场环境和条件有限，不宜进行现场水疱处理，尤其是出血性大水疱。如果水疱透明、充满液体且在疏散过程中极易破裂，则应在现场进行水疱液抽吸，使用干纱布敷料覆盖创面以将感染风险降低。

（6）减轻水肿：冻伤部位解冻和复温后导致缺血组织的再灌注，易出现局部组织肿胀，可使用干纱布敷料覆盖创面，并宽松包裹解冻部位。注意抬高患肢，必要时将解冻患肢抬高到心脏水平以上，以利于减少体位性水肿的形成。

（7）吸氧：解冻组织的恢复情况取决于解冻后组织的氧合程度。对于非缺氧的患者，不提倡使用氧气；若患者处于低氧状态或在高海拔地区，可通过面罩或鼻导管给氧。

三、如何预防冻伤

通常寒区冻伤的发生与保暖措施不当、酒精使用、精神障碍、车祸等外伤直接相关，当局部血液灌注不能缓解、体温下降，则造成软组织冻结，继而发生冻伤。因此，保证充足的血液灌注和最大限度减少温度下降是有效预防冻伤发生、发展的关键。

主要的保护性措施有：

（1）对身体和头部等进行包裹隔热，保持足够的中心体温和机体含水量；尽早脱离寒冷环境，避免低温持续作用；及时脱掉被冰雪浸湿的衣物，采取保暖措施，如换干衣物、手套、袜子、毛毯等。

（2）尽量避免使用一些能够引起有效循环血量下降的药物，如酒精等。

（3）保证足够的营养和热量。

（4）寒区作业或运动的人员需警惕手、脚、颜面等发生麻木、疼痛或者感觉异常，感觉麻木是冻伤发生的预警症状，如果不及时处理，将进一步发展为冻伤。

（5）在高原等严重缺氧环境，应给予足够的氧气。

（6）活动量应适当。在通过运动促进局部血液循环、增加体温的同时，机体热量消耗增加，可能加速严重冻伤患者多器官功能衰竭，因此，要根据具体情况综合考虑活动量。

（7）避免使用润肤霜，因为润肤霜不仅不能降低反而可能增加冻伤发生的概率；如身体被部分冻结，应及时摘掉身上的首饰和其他装饰材料，不要用冰雪揉搓患处。

为防止进一步损伤可采取以下措施：

（1）避免再冻伤：如果周围环境会让解冻组织再次冻伤，则必须在保证冻结组织安全的情况下才能持续解冻。

（2）自行解冻：如果不能立即获得快速复温，大部分已冻结的组织会自动融化。因此，不要将组织置于零度以下，这样会增加组织冻结的持续时间，容易导致进一步损伤。如果环境条件允许，应选择自动或者缓慢解冻。

参考文献

[1] 中国医药教育协会烧伤专业委员会. 冻伤早期的临床诊疗全国专家共识[J]. 中华损伤与修复杂志（电子版），2022，17（1）：1-6.

[2] LIPMAN G S, GAUDIO F G, EIFLING K P, et al. Wilderness medical society practice guidelines wilderness medical society practice guidelines for the prevention and treatment of heat illness：2019 update[J]. Wilderness and environmental medicine，2019，30（4S）：S33-S46.

（李慧）

日 晒 伤

日晒伤，又称日光性皮炎，是由过量紫外线（主要为中波紫外线）照射皮肤后导致的皮肤急性光毒性反应。本病好发于春末夏初，其临床表现与年龄、性别、种族、民族及皮肤类型等有关，多见于妇女、儿童、皮肤白皙人群及特殊工作者（运动员、有训练任务的军人、户外作业者等）。日晒伤的发病率与地理位置相关度较高，在高海拔地区和近赤道地区发病率较高。

一、如何判断是否发生了日晒伤

最易出现日晒伤的部位为胸背部、四肢、面颈部及手足背部，日晒伤根据皮肤反应的轻重可分为Ⅰ度晒伤和Ⅱ度晒伤。

Ⅰ度晒伤：皮肤暴露于过量紫外线辐照后3～5小时，皮肤出现红斑、肿胀，并伴有灼热及痛痒感，局部皮肤对热及机械刺激敏感性增高。日晒红斑表现为肉眼可见且边界清晰的淡红色、鲜红色或深红色斑疹。其中，照射后即刻出现的微弱红斑反应，数小时内消退；而在照射后4～6小时出现的红斑反应，则在12～24小时后达到高峰，3～7天后红斑及灼热感才逐渐消退，并出现脱屑及色素沉着。

Ⅱ度晒伤：较严重的日晒伤除了红肿症状外，还可出现皮肤小疱、大疱，伴剧烈灼痛感，达到浅Ⅱ度烧伤。这些症状会在7～10天内消退，遗留色素沉着，但不留瘢痕。严重的日晒伤患者还可伴有全身症状，如头痛、发热、恶心、呕吐，甚至中暑及休克。

二、日晒伤后应该如何处理

（一）局部治疗

（1）日晒伤后应尽快给予冷湿敷（如生理盐水湿敷），或予以局部冷敷剂、冷凝胶等。若形成皮肤大疱，则应抽出疱液，保持疱壁完整，避免感染。已破裂的水疱应保持清洁，并使用湿性敷料覆盖创面。

（2）日晒伤后局部外用糖皮质激素药膏可以缓解红斑及局部皮肤充血，抑制日晒后色素沉着，缓解局部皮肤疼痛感。

（3）局部外用解热镇痛药物可有效缓解日晒伤症状。

（4）日晒伤患者，特别是达到Ⅱ度晒伤的患者，其晒伤创面可外用表皮生长因子、成纤维细胞生长因子，以促进受损皮肤屏障结构的修复，减轻炎症反应。

（二）系统治疗

（1）解热镇痛药物是治疗日晒伤的最常用药物，可以缓解中波紫外线诱导的超敏反应。口服解热镇痛药物可以减轻日晒后皮肤对热及机械刺激的敏感性，同时降低日晒伤患者的疼痛感。

（2）日晒伤较严重的患者，可以口服糖皮质激素抑制或减缓日晒伤的症状。

（3）刺痒感严重的患者，可予以抗组胺药，减轻患者瘙痒症状。抗组胺药还可抑制日晒伤的皮肤炎症反应，抑制红斑形成。

（4）对于疼痛感明显的日晒伤患者，口服镇痛药可以减轻日晒伤后皮肤的敏感性及疼痛感。

三、如何预防日晒伤

防晒是预防日晒伤的最佳手段。夏季进行游泳、徒步等户外运动会接受大剂量的日光照射，易被人们重视，并提前做好防晒措施。但是在一些特殊环境下，如雪地、白沙地、水面等紫外线高反射环境，人们则很容易忽略防晒的重要性。建议有日晒伤风险的人群定期参加户外活动，接受适度日光暴露，增加皮肤对紫外线的耐受力和适应性，降低日晒伤发生的可能性。

防晒推荐以下原则：

（1）避免长时间日晒，户外活动时选择在阴凉处。若无阴凉处，则应尽量避开上午11时至下午3时进行户外活动。小于6月龄的婴儿应尽可能在阴凉处活动，避免阳光直射。

（2）需长时间户外运动训练时，使用宽檐帽和长袖衬衫来保护和遮盖身体。防晒用品的织纱密度越高、颜色越深或加有防晒涂层，其紫外线吸收能力就越强，防晒效果越好。帽檐边长最好大于7.5厘米，以获得较好的防晒效果。

（3）使用防晒霜是最常见的防晒形式，可根据不同的皮肤类型选择相应的防晒霜。将外用防晒霜与使用衣物、帽子等物理防晒结合在一起时防晒效果更佳。应选择防晒系数（sun protection factor，SPF）30以上的防水防晒霜以及SPF 30以上的防晒唇膏，覆盖在面、颈、肩等日晒伤好发部位。防晒霜应在日晒前30分钟涂抹，并每2小时或出汗及游泳后补涂。应避免给儿童使用含有维生素A、羟苯甲酮、香料、对羟基苯甲酸酯及其他防腐剂的防晒霜，防止诱发刺激性皮炎。

（4）皮肤开始感受到灼热或刺痛感时，应立即避免日晒，回到室内或阴凉处。

（5）正在服用光敏性药物的人群，或患有结缔组织病等光敏感的人群，应遵医嘱避免日晒。

参考文献

[1] 中华医学会，中华医学会杂志社，中华医学会皮肤性病学分会，等. 日晒伤基层诊疗指南（2023年）[J]. 中华全科医师杂志，2023，22(4)：348-352.

（李慧）